医療MBA入門

看護マネジャー
意思決定
フレームワーク

はじめに

　皆さん，こんにちは。

　私が看護部長になってから，かれこれ13年が過ぎようとしています。先日，看護部長になって1年目という方にお会いしました。44歳で抜擢されたのだそうです。とても初々しく，これから頑張るぞというエネルギーに満ちあふれている印象でした。私が看護部長になったのは45歳の時でしたが，毎日失敗の連続で，今振り返ってみるとただただ夢中で走り抜けた十数年でした。『明日に向かって撃て』という映画がありました（随分前のことです）が，私の場合も自分が格闘しなければ明日はやってこないと思えるほど，日々切実で現実的な問題に翻弄されていました。最近は，じたばたあがいてもなるようにしかならないという気持ちが強くなり，多少のことでは動じなくなりましたが，こうなるまでにはそれなりの年月が必要でした。それでも，気を抜くと自分の周囲の地雷を踏みそうになることが今でもしばしばあります。

　私が講師を務めている認定看護管理者教育課程サードレベルを受講中の看護管理者に「闘っていますか？」と時折質問するのですが，皆さん「闘っています」と，元気に答えてくださいます。その言葉を聞くと，マネジャーはやはり大変なのだと改めて感じさせられます。

　そういう私が，心が折れながらも看護部長という仕事を続けてこられた理由はおそらくMBAの思考のおかげです。困った時は誰かにすがるのが一番ですが，そういう人がいないのであれば何かバイブルが必要です。私にはそれがMBAだったように思います。MBAでは，管理や経営におけるフレームワークを学びます。これは定石，つまり基本の形です。一方，教授方法としては型にはめずに，もっと自由に教えたらよいのではないかという悩みもありました。

　しかし，ある時テレビで，元・サッカー日本代表監督の岡田武史氏が教授方法について次のように話しているのを見て，気づきました。

　「自分は，型にはまらないサッカーを意識してやってきたが，ある時，ブラジルの監督に日本のサッカーには"型"があるのかと聞かれてハタと気がついた。ブラジルにもスペインにも"型"がある。ないのは日本だけだ。

最初から自由度を意識すると基本形がない状態で粗削りになり成長が止まる。しかし，基本がしっかりできていれば応用できる。"応用"することによって成長するのだ」という話でした。

考えてみると，元来日本は"型"を重視する文化でした。しかし，欧米流の文化の輸入と共にその文化は衰退しました。

また，MBAのナレッジは欧米からの輸入品ですが，実は日本から学んだこともあるようです。アメリカも経済の停滞に悩んだ時代がありました。その時，日本が戦後急速に復興できた要因を分析した結果，日本には独自の型という教授方法があることが分かり，それがMBAのナレッジとして寄与したと言われています。

マネジメントの定石を学ぶことは，どのような環境の変化にも適応できる応用力を身につけることだと考えています。本書は，その点でもマネジャーである皆様の意思決定に必要なMBAのフレームワークを学ぶ参考書にしていただけるものであると大変うれしく思っております。また，セカンドレベルやサードレベルの手引書としてもご活用いただけると思っております。そして，本書を読んでいただくことにより，看護部長だけでなく副部長や師長の皆さんがトップマネジメントに対するイメージを抱くことができると思います。ぜひ，日常の業務に本書を活用してください。

最後に，看護のマネジメントに関する3冊目の本を執筆するにあたり，ご助言ご尽力いただきました日総研の山田圭一氏に感謝申し上げます。

2018年4月

医療法人三和会 東鷲宮病院 看護部長
産業能率大学 兼任教員
日本保健医療大学 非常勤講師【看護管理】
Ph.D.／MBA／MSN／認定看護管理者

佐藤美香子

Contents

第1章 ある日突然私は看護部長になった
ストーリーで学ぶ看護マネジャーのマネジメント ... 9

❶ 私は何をする人？ 看護マネジャーの仕事とは ... 11
- MBAとは ... 11
- 病院が存続するためのエクセレントホスピタルの条件 ... 12
- エクセレントホスピタルの条件 ... 13

❷ うちの病院が倒産!? 資金の流れを理解しよう ... 16
- 患者がいるのに倒産する？ ... 16
- 損益計算書と貸借対照表 ... 17
- 会計の基礎 ... 19

❸ どうすれば稼げるの？ 病床の運営を考えよう ... 23
- 稼働はどうなっている？ ... 23
- 稼いでいるドクターは誰？ ... 24

❹ どれぐらいお金を使っているの？ コストについて考えよう ... 26
- 人件費は適正？ ... 26
- 原材料費は適正？ ... 27
- ABC分析 ... 28
- ABC計算（活動基準原価計算） ... 29
- 変動費と固定費 ... 30
- 損益分岐点分析（CVP分析） ... 31

❺ どれぐらい利益が出ているの？ 利益の指標を知ろう ... 38
- 利益の指標 ... 38
- 財務分析 ... 40

❻ 頑張っている部署はどこ？ 事業配分を考えよう ... 41
- 事業にも寿命がある？ ... 41
- プロダクトライフサイクル ... 42
- もうかる部署ともうからない部署がある？ ... 43
- ボストン・コンサルティング・グループの
  プロダクト・ポートフォリオ・マネジメント（PPM） ... 44

❼ うちのライバルはどこ？ 病院を取り巻く脅威を知ろう ... 46
- ファイブフォーシス（5つの力） ... 47

❽ うちの病院の強みと弱みは？ 市場環境を分析してみよう ... 49
- 3C分析 ... 49
- 市場環境を顧客・競合・自社の3つで分析 ... 49
- マクロ分析とミクロ分析 ... 50

❾ うちの病院は生き残れる？ 組織を診断してみよう ... 53
- 組織を診断する ... 53
- マッキンゼーの7S ... 54
- 付加価値を分析する ... 55
- バリューチェーンマネジメント ... 56
- 環境を分析する ... 57
- マーケティング分析のプロセス ... 59

第2章 トップマネジャーのスキルを学ぶ 戦略（Strategy） …63

❶戦略とは？ …64
戦略が必要とされる背景 …64

❷戦略のフレームワーク …65
戦略の2つの型 …65
戦略の4つの要素 …65

❸戦略の実際 分析から戦略立案まで …67
病院を取り巻く外部環境を分析する …67
病院を取り巻く内部環境を分析する …70
　●ケース分析Ⅰ：SWOT分析・クロスSWOT分析の実際 …72
戦略のフレームワークを使って自組織の戦略に生かす …75
　●ケース分析Ⅱ：経営戦略の実際 …80

❹これからの戦略「ブルーオーシャン戦略」 …81
ブルーオーシャンを切り開いたシルク・ドゥ・ソレイユ …81
ブルーオーシャン戦略のバリュー・イノベーションの特徴 …82
ブルーオーシャン戦略の進め方 …82
　●演習問題Ⅰ：経営戦略 …84

第3章 トップマネジャーのスキルを学ぶ マーケティング戦略 …85

❶マーケティングとは？ …86
ドラッカーのマーケティングの定義 …86
フィリップ・コトラーのマーケティングの定義 …86
マーケティングの3つのステージ …87

❷マーケティング戦略とは …88
マーケティング戦略の5つのステップ …88
　●ケース分析Ⅲ：マーケティング戦略 …93
　●演習問題Ⅱ：マーケティング戦略 …98

第4章 トップマネジャーのスキルを学ぶ 会計（アカウンティング） …99

❶できるマネジャーは数字に強い！ 会計とは …100
トップマネジャーに必要なのは利益を作り出すこと …100
決算書を理解しなければビジネスモデルは作れない …101

❷ストーリーで会計を理解する …102
「採算が取れない」とは …102
「経費」を考える …102
「利益が出る」とは …103
損益分岐点 …103
限界利益・限界利益率 …104
ドラナースの病棟の経営状態 …104
黒字にするには …105

  医療原価の特性 106
  安全原価 106
 ❸ **できるマネジャーは数字でものを言う 原価計算を知る** 108
  病院における原価計算 108
  病院における原価計算の手順 108
  標準原価計算 110
 ❹ **できるマネジャーは数字を予測 需要を予測する** 112
  需要と供給の関係 112
  需要の交差弾力性 112
  需要予測が必要なわけ 113
  需要予測の方法 113
   ● 演習問題Ⅲ：損益計算書 115
   ● 演習問題Ⅳ：病院の主要な収入と支出の内訳 116

第5章 トップマネジャーのスキルを学ぶ ケースメソッド（Case method） 117

 ❶ **ケースメソッドで難問突破！** 118
  ケースメソッドとは 118
  ケースメソッドとケーススタディの違い 119
  ケースメソッドの手順 119
 ❷ **ケースメソッドを体験しよう** 120
  ケースメソッドの演習方法 120
   ● 演習1：事業の収支表を活用した例 121
   ● 演習2：3C分析を活用した例 130
   ● 演習3：コッターの変革理論を活用した例 139
   ● 演習4：マッキンゼーの7S分析を活用した例 147
   ● 演習5：自施設のアンケート調査を活用した例 155

第6章 トップマネジャーに必要な能力 コンピテンシー（行動特性） 163

 ❶ **コンピテンシーとは** 164
  経済界で広く活用されているコンピテンシー 164
  コンピテンシーを看護管理に応用するには 165
  コンピテンシーの活用 165
  コンピテンシーモデルの設計と構築 166
  コンピテンシーの評価 169
  コンピテンシーの更新 171
 ❷ **【ストーリーでイメージする】コンピテンシーモデルの構築** 172
  レヴィンの変革理論 174
 ❸ **【ストーリーで理解する】コンピテンシーモデルを活用した看護部の組織改革** 176
  現状把握 176
  現状分析 176
  課題の明確化 177
  人材育成の仕組みづくりにおける留意点 177

看護部人材育成改革プランの創設 178
　　　看護部人材育成改革プランの実際 180
　❹ トップマネジャーに必要とされるコンピテンシー 190

第7章 トップマネジャーに必要なゲーム理論と意思決定 193

❶ ランチェスター戦略 194
　　　ランチェスター戦略とは 194
　　　ランチェスター戦略の法則 195
　　　弱者は局地戦重視で強者に勝つ！ 196
　　　強者は「相手がしてほしくないことをする」
　　　戦略で弱者に勝つ！ 196
　　　攻撃する敵の選び方 197

❷ ゲーム理論は意思決定の理論 198
　　　ゲーム理論とは 198
　　　ゲーム理論の前提条件 199
　　　ゲーム理論の代表例：囚人のジレンマ 199
　　　サイモンの合理的な意思決定 202

❸ 看護マネジャーの意志力を鍛えよう！ 204
　　　意志力とは 204
　　　成功のための意志力 206
　　　増えたり減ったりする意志力 206
　　　意志力をコントロールできていない状態 206
　　　意志力をコントロールするために 207
　　　意志力は鍛えられる 208
　　　　●自己評価：意志力 209

第8章 認定看護管理者教育課程セカンドレベル／サードレベルは看護管理者のステータス 211

　　　看護管理者教育が必要なわけ 212

❶ 認定看護管理者教育課程セカンドレベル 213
　　　セカンドレベルでは課題を解決するための総合力を身につける！ 213
　　　セカンドレベルで学ぶこと 214
　　　セカンドレベルの必須科目「統合演習」 214
　　　セカンドレベルで大変だったこと 217
　　　セカンドレベルの受講要件 217

❷ 認定看護管理者教育課程サードレベル 218
　　　サードレベルではトップマネジャーのスキルを獲得する！ 218
　　　サードレベルで学ぶこと 218
　　　サードレベルで大変だったこと 219
　　　サードレベルの受講要件 219

解答例 233

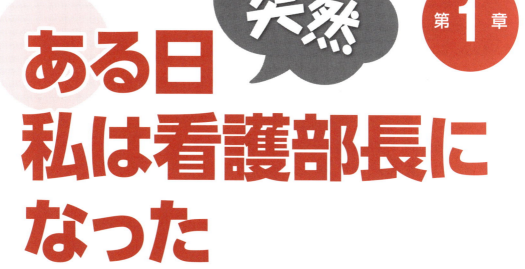

第1章

ある日突然私は看護部長になった

ストーリーで学ぶ看護マネジャーのマネジメント

学習の目標

中規模の病院に務める花子さんは，ある日突然トップから呼び出され，看護部長に昇格しました。

本章では，そんな花子看護部長と一緒に管理と経営について学びます。

花子さんは300床の地域の中核病院に勤務しています。ある日，病院の理事長から呼び出しがありました。病院の理事長と言えば，病院の中で一番偉い人です。花子さんは不思議なこともあるものだと思いました。
　花子さんは理事長とは初対面ではありません。理事長はドクターなので何人か患者を持っています。時折，花子さんが遅くまで病棟の管理の仕事をしていると，ふらっとやって来て，「花子さん，遅いけど患者さんの指示を出していい？」と気軽に声をかけてきました。しかし，偉い人には変わりません。「そんな人が私に用事なのかしら？　何かしでかしたかなあ」と思いながら理事長室のドアをノックしました。
　覚悟を決めてドアを開けると，ふかふかとしたじゅうたんが敷かれた部屋の奥にどっしりしたデスクがあり，そこに理事長がいました。

花子さん：理事長，私に用事があるとのことで参りました。
　理事長：忙しいところ悪かったね。実は頼み事があるんだよ。
花子さん：え？　どのようなことでしょうか？　私にできることでしょうか？
　理事長：そう，花子さんにできることですよ。実はね，今回，看護部長が退職すること聞いている？
花子さん：はい，そのようにうかがっております。それが何か？
　理事長：そこでね，花子さんに看護部長になってもらおうと思って……。
花子さん：えっ!?　副部長がいるじゃないですか!?
　理事長：副部長は持病があるでしょ。だから，看護部長のようなエネルギッシュな仕事は気の毒だと思うんだ。
花子さん：まあ……。でも，私は気の毒じゃないんですか？　私には無理だと思います。他に師長さんいますし……。
　理事長：そう言わないで。花子さんのようにガッツのある人は滅多にいないんだから。それに，○○先生も□□先生も太鼓判を押しているんだよ。師長たちだって，花子さんなら適任だから，協力するって言っているんだよ。
花子さん：そうですか～。なんか大変そうなんですけど……。
　理事長：そう言わずに，私を助けると思って引き受けてくれないか。
花子さん：理事長がそうまでおっしゃるのなら……。分かりました。何とか頑張ってみます。

　こうして，花子さんは，自分では希望もしていなかったのに成り行きで看護部長に昇格してしまいました。しかも，副部長を飛び越しての昇格です。それでも，この時はまだ，看護部長の仕事がどれほど大変なのか分かっていませんでした……。

① 私は何をする人?
看護マネジャーの仕事とは

　しばらくして花子さんは考え込んでしまいました。看護部長になることを承諾したのは、やっぱり軽はずみだったかしらと考えたのです。なぜなら、花子さんは看護管理の知識がなかったからです。

　「私のしなければならない仕事は何かしら?」自分は看護部長になる器ではないと思っていたので、これ以上管理の知識は必要ないと考えていました。看護師長は現場に近く、患者さんや患者さんの家族に頼りにされるので、自分は好きだし、性に合っていると思っていました。それでも、承諾してしまった以上は後に引けません。

　最近の医療界は、近隣の病院が倒産したり、公立病院が独立法人になったりと目まぐるしく変化しています。それに、診療報酬改定のたびに、病院は再編を繰り返しているようでもあります。

　こんな時、よくIT業界では「ドッグイヤーではなくマウスイヤー*」などと言っていましたが、正にそんな感じだなと思いました。

　そこで、本屋さんに行った花子さんは「MBAが一人で学べます」と書いてある一冊の本に目をとめました。花子さんは「私が求める答えはこれに書いてあるに違いない」と思い、早速購入しました。

　帰宅後、「私の仕事は何かしら?」と、1ページ目を見ると、そこには、
　アルフレッド・チャンドラーは**「組織は戦略に従う」**
　アンゾフは**「戦略は組織に従う」**
と書いてありました。

　「戦略とか組織とか一体全体何?」「私は戦略を立てる人?」「戦略って、何かきな臭い感じがするし、正直だけが取り柄の私が戦略を立てるなんてできるかしら!?」

　さらに読み進むと、今度は**「組織の大命題は『ゴーイングコンサーン』」**と書いてありました。「ゴーイングコンサーン」とは、「組織が永続すること」という意味です。

　ここで、花子さんは「<u>自分の仕事は組織を動かす仕事なんだ</u>。だから戦略が必要なんだ」とようやく理解したのです。

MBAとは

　花子さんは、ここでまた、ふと思いました。「直感的にこの本を買ったけど、MBAって何?」

＊ドッグイヤーではなくマウスイヤー:ネズミの一生はイヌの一生に比べて短いことから、スピードが速いことを例えたIT業界の言葉。

MBAについて説明されているページを見返すと，MBAは「Master of Business Administration」の略であり，経営学の修士だということが分かりました。さらに，アメリカは日本以上の学歴社会で，このMBAを持っていることがトップマネジャーの要件の一つなのだということも分かりました。アメリカのナースマネジャーは経営を任されていて，MBAと看護学修士の2つの資格を持っていることが要件だと聞いたことがあるけれど，このことかと気づきました。

　花子さんは，この本に出会えてちょっとラッキーです。なぜなら，この本を読めばMBAのスキルを身につけることができそうだからです。

　花子さんは，これまで一生懸命仕事をしてきました。スタッフからも信頼されており，経験と勘と度胸でいくつもの困難を乗り越えてきました。しかし，看護部長になった今，自分よりインテリジェンスの高そうな偉い人たちと会ったり話したりしなければなりません。それに，花子さんが勤務する病院の近隣の病院の看護部長は，50～60代の貫禄のある人たちです。「私とは違いすぎる」と花子さんはとても不安でしたが，「この本があれば何とかなる！　頑張ろう！」と思えました。

　本の目次には，「経営戦略」「マーケティング戦略」「人材戦略」「財務会計」「IT・マネジメント」「リーダーシップ論」「ロジカルシンキング」という見出しが並んでいます。看護の世界と全くかけ離れているなと思いながらも，頑張ってみることにしました。

病院が存続するためのエクセレントホスピタルの条件

　「よし，良い本も手に入れたことだから，看護部長になった限りは，一流の病院にしてみせるぞ！」と思った花子さんでしたが，どのような病院が「良い病院」なのか分かりません。

　そこで，また本を読み進めました。そこには，「**ステークホルダーへの満足の提供**」と書いてありました。ステークホルダーとは，組織内部およびその周りの利害関係を持つ人たちの総称です。ここで，花子さんは気づきました。私の仕事は，上司である院長や理事長，部下であるスタッフやその他のメディカルスタッフや患者さんが対象だと思っていたけど，患者さんの家族や業者，実習に来る学生など病院を取り巻くすべての人が対象なのだと気づきました。そして，病院組織は漫然と存在しているわけではなく，目的があって存在していることも分かりました。

　ということは，看護部長の仕事は**病院組織が向かう方向にスタッフを導いていくこと**でもあります。そして，それによりステークホルダーに満足してもらうことが病院組織の使命を果たし，それによって病院がゴーイングコンサーンできることになるのだということもよく分かりました（**図1**）。

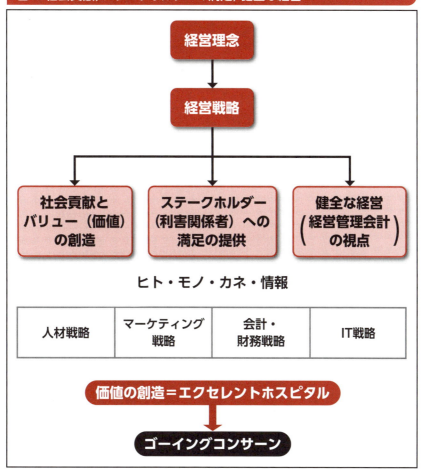

図1：社会貢献，ステークホルダーの満足，健全な経営

ここまでのおさらい エクセレントホスピタルの条件

　エクセレントホスピタルの条件は，「社会貢献とバリュー（価値）の創造」「ステークホルダー（利害関係者）への満足の提供」「健全な経営（経営管理会計の視点）」の3つです。

1) 社会貢献とバリュー（価値）の創造

　病院は，医療活動を通して「**人々の健康に貢献する**」という使命を担っています。したがって，病院の存在意義であるミッションや病院組織が進む方向，つまりビジョンが明確にされていることが必要になります。

　そして，組織にはコアとなる**価値基準**があります。これがバリューです。例えば，「信頼」「安心」「誠実」など組織が重きを置いているフィロソフィー（哲学）が価値基準となります。

　このコンパスとも言うべきものがないと，スタッフはどこを向いて自分の仕事を

表1：病院を取り巻くステークホルダーのニーズ

	期待していること	対策
経営層	収益アップ，地域からの支持	事業計画の立案，目標の明確化，成果
職員	昇給，昇格，やりがい，安心	スペシャリストの育成，提案，報奨制度，保育完備
患者	サービスの提供，安心，癒し	職員教育，接遇，危機管理，人材の確保
家族	納得できる説明，親切な対応	セカンドオピニオン，カルテ開示，福祉相談
供給業者	売り上げの拡大	取引の公平性
学生	学びやすい環境	学習環境整備
委託業者	取引の継続	研修の場の共有，教育
競合病院	連携・すみわけ	紹介，受け入れ，地域連携
福祉施設	連携，緊急時受け入れ	親切対応，24時間体制
訪問看護	連携，緊急時受け入れ	24時間体制
地域の人々	中核病院としての活動	予防医学教室，介護研修

したらよいのか迷ってしまいます。その結果，スタッフはばらばらで，組織は目的を達成することはできません。

　ミッションとビジョンが定まったら，次はそれらの目的を達成するための戦略を策定します。こうした活動を通して病院は社会貢献をすることができます。

2）ステークホルダー（利害関係者）への満足の提供（表1）

　ステークホルダーとは，**組織内部とその周りの利害関係のある人たちの総称**です。こうした人々の行動が病院の存続を左右します。エクセレントホスピタルであるかどうかは，広告宣伝しなくても病院を取り巻く人々によって口コミで広がりますので，次のポイントを押さえておく必要があります。

病院を取り巻くステークホルダーは誰か？

　例えば，患者・家族，病院の経営層，職員，病院に来る実習生，その学校の関係者，介護福祉施設の関係者，近隣の病院の関係者など，病院を取り巻く利害関係者は多様です。患者やその家族だけが顧客ではありません。

ステークホルダーは病院に何を期待し,何を求めているのか?

　ステークホルダーは,それぞれ期待するものが違います。

　患者は良い治療や良いサービスを望んでいます。患者の満足を満たさなければ,患者は他の病院を選んでしまいます。一方,病院職員は,継続した雇用や昇給,または昇格を望んでいます。職員の期待を満足させなければ,職員は働く意欲をなくし,良い病院になるよう努力することもしませんから,組織は停滞します。

ステークホルダーを満足させるためにはどうすればよいのか?

　患者にとって良いサービスとは何か? 職員のモチベーションを上げるにはどうすればよいのか?

　それぞれのステークホルダーの期待に応えるようにすることです。

ステークホルダーの中でオピニオンリーダーは誰か?

　ステークホルダーの中には,とりわけ発言権を持っている有力者がいます。この人々はオピニオンリーダーと呼ばれています。発言権を持つ彼らは,病院の評判を良くすることも悪くすることもあるので,注意が必要です。

3) 健全な経営(経営管理会計の視点)

　病院が存続するために最も重要なことは,経営管理会計としての視点です。外来患者数が多いにもかかわらず,病院が突如倒産することがありますが,その多くは経営管理会計に問題があります。

　経営管理会計には,①**オペレーション管理**,②**コスト管理**,③**組織業績管理**の3つがあり,貸借対照表,損益計算書,キャッシュフロー計算書を基に病院収支を見ていかなければなりません。

　中でもキャッシュフロー計算書は重要とされています。**損益計算書は現金化されていない売り上げを計上**するのに対し,**キャッシュフロー計算書では現金の収支のみを計上**します。患者数が増えて表面的には収益が増加しているように見えても,実際に現金が入ってくるのは数カ月先のことです。資金繰りが重要な理由はここにあります。

　以上により,経営管理会計においては,**安全性,収益性,効率性,成長性,総合力の5つのバランスが必要**です。

② うちの病院が倒産!?
資金の流れを理解しよう

　そうこうしているうちに，花子さんが看護部長になって数カ月が経過しました。大分慣れてきましたが，まだまだ病院のことは分からないことばかりです。
　そんなある日のこと，青ざめた顔をしてやってきた事務長は，看護部長の部屋に入ってくるなり，花子さんの読んでいた『一人で学ぶMBA』の本を見つけました。

患者がいるのに倒産する？

事務長：花子部長，すごい本読んでいるんだね。

花子部長：この本のことですか？　少しは経営のことも分かるようにならなくてはと思って……。ところで事務長，どうしたんですか？　あわてていたように見えましたが。

事務長：あ～，そうだった。大切なことがあるんだ。花子さん，看護部長になった早々で悪いんだけど，言っておかなければならないことがあって……。

花子部長：そんな血相変えてくるようなことですか？　怖いな～。

事務長：実はその怖い話なんだ。

花子師長：え～？　お化けじゃないですよね？

事務長：病院の経営のことなんだ。実は，かなり厳しい状況なんだよ。このままでは**資金繰り**が悪くて倒産するかもしれないんだ……。

花子部長：え～!?　倒産ですか？　看護部長になったばっかりで，それだけはやめてください。今日も外来に行ってみましたが，結構患者さん来ていましたよ。それなのに倒産するっておかしくありませんか？

事務長：花子さん，**黒字倒産**って知ってる？

花子師長：え～と，もうかっていそうなのに倒産するケースですよね。

事務長：うちもそんな感じなんだよ。**資金がショート**したら危ないかもしれないんだ。

花子部長：事務長，その資金がショートするってどういうことですか？

事務長：病院を運営する費用，薬剤や衛生材料を購入する費用，職員の給与などお金がいるのに，現金が手元にないと支払いができなくて倒産という事態になるんだよ。診療報酬が病院に支払われるのは数カ月後だから，今の支払いには回せないんだ……。

花子部長：え～，診療報酬が入ってくるのってそんなに遅いんですか？　ということは，ますます大変な事態ということですよね？　病院が危機的状況だというのは分かりましたが，新米看護部長にできることはあるんでしょうか？

　　　　　　事務長さん，まずその経営のことを教えてください。私はたたき上げの看護部長だから，現場のことなら何かアイデアが浮かぶかもしれません。
事務長：そうだね。花子さんは現場のことを知っているから，頼もしいね。それでは，経営の知識を教えてみるか……。花子さんが私の経営の片腕になってくれると助かるよ。
花子部長：私もMBAの知識を身につけたいと思っていましたから，一石二鳥ですね。

用語の解説

資金繰り：経費などを支払うため，入ってくるお金と出ていくお金を管理して資金の流れを把握すること。滞ると倒産の危機に陥る。

黒字倒産：損益計算書では黒字であるにもかかわらず，現金が不足して資金繰りが悪く倒産すること。

資金がショートする：売り上げはあるのに手元に現金がないため，仕入れなどの支払いができなくなること。

損益計算書と貸借対照表

事務長：じゃあ，始めようか。うちの病院って黒字だと思う？　赤字だと思う？
花子部長：倒産するかもしれない状態なんですから，赤字に決まっているじゃありませんか。
事務長：そうとも言えない時もあるんだよ。
花子部長：それってどういうことですか？
事務長：少しずつ説明するよ。まず，**損益計算書**は知ってる？
花子部長：え〜っ？　ソン…エキ……？　私にも分かるように教えてください。
事務長：損益計算書とは，病院がもうかっているのか損しているのかを見るためのものなんだ。収入と支出が書いてあって，家庭で言うならば家計簿のようなものだと思えばいいよ。花子さんは家計簿つけている？
花子部長：家計簿ですか？　ちょっと苦手だな〜。
事務長：そう。でも，看護部長として必要なのは自分で家計簿をつけることではなくて，その数字の意味を理解することなんだ。
花子部長：家計簿の数字の意味ですか？
事務長：そうだよ。数字には意味があるんだ。収益が高いとか収益が少ないというだけでなく，数字の意味を読み解くことが経営状態の分析になるんだ。
花子部長：どういうことですか？
事務長：表面的な利益に惑わされないということだね。**粉飾決算**という言葉は聞いたことある？

花子部長：どこかの企業が粉飾決算をしていたって，テレビで見ました。

事務長：そうそう。赤字になると銀行が融資をしてくれなくなるから，赤字になっていないように装うことがあるんだ。

花子部長：そんなことができるんですね。

事務長：それから，土地なんかを持っていたら，それを売ってしまって黒字にして，一時的にしのぐこともあるんだ。

花子部長：そういう方法もあるんですね。うちには何か売れるものがあるんですか？

事務長：残念ながら全くないんだ。病院の敷地だって借りものだしね。**内部留保**がないんだ。

花子部長：ちょっと待ってください。「内部留保」が分かりません。それは何ですか？

事務長：病院が持っている蓄えのことだよ。この内部留保が多ければ，いざという時に助かるんだけどね。

花子部長：他に資産はないんですか？ 現金とか国債とか……。

事務長：そりゃあ少しはあるけど，今は**キャッシュフロー**が重要だって言うからね。

花子部長：また分からない言葉が出てきた……。そのキャッシュフローって何ですか？

事務長：キャッシュフローは，現金の流れのことだよ。例えば，物を売った時，帳簿上は売ったことになっているけど実際にはお金が入ってくるのは，もっと先のこと。これが売掛金。反対に物を買った時，帳簿上は買ったことになっているけど支払うのはまだ先だから，現金は減っていないだろ。これが買掛金だ。こうした実際の現金の流れをキャッシュフローと言うんだよ。

花子部長：なぜ，これが重要なんですか？

事務長：現在の会計の考え方は，架空のことではなく実際に照らし合わせる考え方になっているということなんだ。借金であっても自分の手元に現金があれば倒産しないわけだから……。

花子部長：そういうことなんですか……。じゃあ，なるべく支払いは遅くして，売ったお金は早く回収した方がよいわけですよね。

事務長：花子さん，飲み込みが早いね。でも病院の場合は，診療報酬が入ってくる時期は決まっているから，どうしようもないんだよ。

花子部長：そう言えば，セカンドレベル課程で，借り貸し何とかっていうのを勉強したんですけど，あれって何でしたっけ？

事務長：**貸借対照表**のことを言っているの？

花子部長：そうそう，貸借対照表でした！

事務長：貸借対照表というのは，病院にどれだけの資産や負債があるかを一目で分かるようにしたものだよ。つまり，病院の財務状態が一目で分かるものと理解すればいいね。

用語の解説

損益計算書：企業の活動を一定期間に区切り，その間の経営成績を示す決算書。稼いだもの（収益）から稼ぐためにかかったもの（費用）を差し引き，プラスであれば利益，マイナスであれば損失となる。「Profit＆Loss Statement」（略してPL）とも呼ぶ。

粉飾決算：本来は赤字にもかかわらず黒字に見えるように，不正な会計処理によって実態とは異なる偽の決算書を作り出すこと。

内部留保：企業が営利活動によって得た利益を組織内部に貯めること。企業のもうけの蓄えのこと。

キャッシュフロー：現金の流れを示したもので，企業活動によって実際に得られた収入から支出を差し引き，手元に残る資金の流れのこと。損益計算書と異なり，原則として現金収支を把握するため，将来入る予定のお金は含まれない。

貸借対照表：企業が事業資金をどのように集めてどのような形で保有をしているかを表すもの。

会計の基礎

国語辞典では「金銭の出入りや管理」を「会計」としていますが，一般に経営会計には，利害関係者に経営の結果を報告するための「財務会計」と病院内部の経営関係者に経営の結果を報告するための「管理会計」があります。

会計には，主要財務3表と呼ばれる損益計算書，貸借対照表，キャッシュフロー計算書の3つあり，これらは，マージン（利益），ストック（蓄え），キャッシュ（現金）ととらえると分かりやすいでしょう。

1) 損益計算書 (PL)

一定期間（通常は過去1年間）でどれだけ利益を出したかを見るものです。収益から費用を引いて，どれだけ利益を出したかを見ます（**表2**）。損益計算書を読み解くために，医業収益，医業利益，経常利益，当期純利益を理解しておきましょう。

医業収益

入院診療収益，室料差額収益，外来診療収益，保健予防活動収益などが入ります。

医業利益＝営業利益（本業でのもうけ）

【医業利益＝医業収益－医業費用】

本業の病院収益からどれだけ利益を生んでいるかという数字です。医業収益から医業費用としての材料費，給与費，委託費，設備関係費，研究研修費，経費などを差し引いたものです。

表2：損益計算書（PL）

医業収益	● 入院診療収益　● 室料差額収益　● 外来診療収益 ● 保健予防活動　● 受託検査　● 施設利用収益 ● そのほかの医業収益
医業費用	● 材料費　● 給与費　● 委託費 ● 設備関係費　● 研究研修費　● 経費
医業利益（損失）	【医業収益－医業費用】
医業外収益	● 受取利息　● 有価証券売却損 ● 患者外給食用材料費
経常利益（損益）	【医業利益（損益）＋医業外収益－医業外費用】
臨時利益・臨時費用	固定資産売却益，固定資産売却損　など
税引き前当期純利益（損失）	【経常利益＋臨時利益－臨時費用】
法人税など	法人税，住民税，事業税
当期純利益（損失）	【経常利益＋臨時利益－臨時費用－法人税】

経常利益（本業外の収益が入ったもうけ）

【経常利益＝医業利益＋医業外収益－医業外費用】

　医業利益に医業外収益を加え，医業外費用を引いたものです。本業以外からの収益や費用を組み入れて，病院としてどれくらいの利益があったかを見る数字です。

　医業外収益：受取利息，配当金，有価証券売却金，患者外給食収益など。

　医業外費用：支払利息，有価証券売却損，患者外給食材料費など。

税引前当期純利益

【税引き前当期純利益＝経常利益＋臨時利益－臨時費用】

　臨時利益と臨時費用を組み入れた数字です。

　臨時利益：臨時に発生した利益。固定資産売却益（損）や有価証券売却などを含む。

当期純利益

【当期純利益＝税引前当期純利益－法人税および住民税】

　当期で最終的にどれくらいの利益が出たかを表す数字です。

> **ポイント**　PLの見方：1年間でいくら稼いだか
>
> ①収益を本業で稼いだものと本業以外のものに分ける。病院の場合，本業で稼いだものを医業利益と言う。
> ②今期中に稼いだものとそうでないものに分ける。今期以外で発生した利益だが，今期に計上するものとして臨時利益がある。
> ③本業で稼いだものと今期以外の利益（臨時利益）を合わせ，税金を引いたものが最終利益になる。

表3：貸借対照表（BS）

借方（運用）	貸方（調達）	
〈流動資産〉 ● 現金および預金 ● 医業未収金 ● 有価証券 ● 医薬品 ● 診療材料　など	〈流動負債〉 ● 買掛金　● 支払手形 ● 未払金 ● 短期借入金　など	他人資本
	〈固定負債〉 ● 長期借入金 ● 退職給付引当金　など	
〈固定資産〉 ● 有形固定資産（建物・医療機器） ● 無形固定資産（特許など） ● そのほかの資産	〈純資産（自己資本）〉 ● 出資金 ● 資本剰余金 ● 利益剰余金	自己資本

＊　＊　＊

　一見収益があるように見えても，資産の売却などによって，一時的に収益が上がっている場合があります。そこで本業（医療）によるものかどうかを見る必要が出てくるのです。PLは，本業による収益か，経営がうまくいっているかどうかの指標となります。医業収益が高くても高度医療機器購入などによる医業費用が高ければ結果として経常利益が低くなるため，収益を増加させると同時に医業費用を減少させることを考える必要があります。

2) 貸借対照表（BS）

　病院の全体的な財産（蓄え）の状況を示しています（ストックの視点）。決算という一時時点（通常3月31日時点）で資産がどのように蓄えられているかを見る表で，左に資産，右に負債と資本を並べることで財務状態が分かります（**表3**）。

　資産は負債（返すお金）と資本（返さなくてよいお金）から成る。

　資産：流動資産（すぐ換金できる金）＋固定資産（事業に使っているがすぐ換金できない金）

　負債：流動負債（来期返す金）＋固定負債（来期返さなくてもよい金）

　資本（返さなくてもよいお金）：資本金（開設時にあった金）＋利益（もうけた金）

　それでは，その内訳を見てみましょう。

資金はどこから調達されたか

　資金は，主に外部からの負債によって調達されます。

　流動負債：1年以内に支出が予想されるもの。支払手形，買掛金，短期借入金，未払法人税，未払金，未払費用など。

　固定負債：長期仕入金，各種引落金，引当金（退職金引当金，賞与引当金）など。

　資本金：病院が拠出した資金。

　剰余金：任意積立金，当期未処分利益など。

資金はどのように運用されているか

　資産には流動資産と固定資産があります。資産や負債によって集められた資金（調達）が資産としてどのように運用されているかがBSから分かります。

流動資産：当座資産（現金，預貯金，棚卸資産など），棚卸資産（商品，材料，仕掛品〈しかかりひん〉），その他（1年以内に費用化される前払費用など）がある。

固定資産：有形固定資産（建物，機械などの償却資産と土地，建設仮勘定などの未償却資産），無形固定資産（特許権や商標権などの法律および契約によって権利に基づく資産），投資その他（本来の事業活動とは関係のない投資や支配を目的として長期的に保有する資産）がある。

> **ポイント** BSの見方：財産の魅力度を評価する
> ①財産：利益がどのような形で蓄えられているのか。
> ②倒産の防止：来期返すべき流動負債を本当に来期返せるのか（資産の換金度を見る）。
> ③解散：この病院を辞めた時，どのくらいの財産が残るのか。

3）キャッシュフロー計算書（CF）

　現在の現金の流入と流出を見るもので，貸借対照表や損益計算書が売掛金や買掛金など現金が手元になくても，または支払われなくても後日支払われるものとして記載されるのに対して，キャッシュフロー計算書には「実際に動いたお金」の流れを示します。キャッシュフロー計算書には，営業キャッシュフロー，投資活動キャッシュフロー，財務活動キャッシュフローの3つがあります。

営業キャッシュフロー
　本業である医業から発生したキャッシュフローです。

投資活動キャッシュフロー
　有価証券の取得，売却や固定資産の取得，売却で発生したキャッシュフローです。

財務活動キャッシュフロー
　借り入れによる収入，借入金返済による支出など，財務活動に伴うキャッシュフローです。

> **ポイント** CFの見方：実際に手元にどれくらいの現金があるか
> ①自由に使えるお金はいくらか。
> ②売掛金は売ったが実際にないお金でマイナスと見なし，買掛金は買ったが実際まだ支払っていないお金でプラスと見なす。
> ③黒字倒産するのは，利益が出ないからではなく現金が足りないからである。

3 どうすれば稼げるの？
病床の運営を考えよう

稼働はどうなっている？

花子部長：事務長，損益計算書や貸借対照表については分かりましたが，その数字をいちいち確認するのは時間がかかるし，経営状態がもっと早く分かる方法はありませんか？

事務長：そうだね，まずはベッドの稼働と回転かな？

花子部長：それは何ですか？

事務長：病床をどれくらい効率良く回しているかを見ることなんだよ。

花子部長：具体的には何を見ればいいんですか？

事務長：まず必要なのは，**病床利用率**だね。

花子部長：ベッドがどのくらい埋まっているかっていうことですよね。

事務長：そう，でもそれだけじゃないんだよ。回転は何で見るか知ってる？

花子部長：病床回転率で見るんだと思います。

事務長：確かにそうなんだけど，別の方法でも見ることができるんだ。

花子部長：あっ，分かりました。**平均在院日数**ですね。

事務長：よく分かったね。平均在院日数を求める公式の分母は入院の数と退院の数を足したものだから，ここから回転率が分かるんだよ。

花子部長：そういうことだったんですか……。他にはどういう数字を見ればいいですか？

事務長：**外来初診患者数**だね。これは，新規の患者を開拓しているかどうかを見る指標なんだ。

花子部長：どうして重要なんですか？

事務長：他の病院に移ってしまう患者がいたり，死亡する患者がいたりするため，新しい患者を常に開拓していないと先細りしてしまうんだ。だから，常に新規の患者を獲得する努力が必要なんだ。

花子部長：そういうことだったんですね。注意しなければいけない数字は，まだ他にもありますか？

事務長：そうだなあ……。**救急件数**や**手術件数**も重要だね。

花子部長：結構いろいろな数字をチェックしないといけないんですね。

用語の解説

病床利用率（％）：在院患者延べ数÷(病床数×365)×100

平均在院日数（日）：在院患者延べ数÷(新入院患者数＋退院患者数)×0.5

外来初診患者数：保険医療機関において初診として来院した患者（患者が受診を中止し，1カ月以上経過後に来院した場合も含む）の総数。

救急件数：救急車により来院した数。

手術件数：手術を行った件数。

稼いでいるドクターは誰？

事務長：ところで，うちの病院で最も"稼ぎが多い"ドクターって誰だと思う？

花子部長：そりゃあ，院長に決まっているでしょ。

事務長：それは，なぜ？

花子部長：だって，受け持ち患者が一番多いからですよ。

事務長：そのとおり。

花子部長：ということは，収益を見る時は**医師別病棟持ち患者数**が大事だということですね。

事務長：よく気がついたね。

花子部長：この他にもあるんですか？

事務長：**医師別外来持ち患者数**もあるね。

花子部長：だったら事務長，医師の病棟持ち患者数と医師の外来持ち患者数を表にして，ドクターならいつでも見られるように院内パソコンに入れておけば，ドクターたちは自然と競い合うようになるんじゃないでしょうか？

事務長：花子部長，いいところに気がついたね。早速その表を作ってみるよ。僕がいくら患者を断らないでくれと言っても，ドクターたちは僕の言うことなんか聞かないけど，その方法だったらきっとライバル意識を燃やして頑張ると思う！　花子部長，そのほかにも競えそうなものはあるかな？

花子部長：そう言えば，手術室の師長が整形外科と外科が**手術患者数**を競って手術を入れてくるので，手術時間の調整が難しいって言っていました。

事務長：それなら，毎月の手術患者数も表にして見えるようにしておくと，きっと競って手術を入れてくるね。**内視鏡検査の件数**も表にしてみよう。

花子部長：それがいいと思います。仕掛けをつくるって大事なことですからね。

事務長：医業収益についてはどうしようか？

花子部長：やり過ぎると，競ってばかりで医局のドクターたちがまとまらなくなってしまいそうな気もします。

事務長：そうだね。確かにそういうこともあるね。

用語の解説
- **医師別病棟持ち患者数**：医師1人が病棟で受け持っている患者数。
- **医師別外来持ち患者数**：医師1人が外来で診察した患者数。
- **医師別手術患者数**：医師1人が手術した患者数。
- **医師別内視鏡検査件数**：医師1人が内視鏡で検査を行った件数。

■参考　診療による収入

1. 医師1人1日当たり平均診療収入

	DPC以外		DPC	
	入院	外来	入院	外来
	約27万円	約23万円	約13万円	約10万円
診療科別上位	1. リハビリテーション科……約60万 2. 整形外科……約40万円 3. 神経内科……約40万円	1. 肛門外科……約21万円 2. 消化器外科約20万円 3. 泌尿器科約18万円	1. 肛門外科……約59万円 2. 心臓血管外科……約49万円 3. 整形外科……約43万円	1. 泌尿器科……約22万円 2. 内科……17万円 3. 眼科……16万円

2. 診療科別の患者1人1日当たりの平均診療収入

	DPC以外		DPC	
	入院	外来	入院	外来
高額	心臓血管外科……約9万円	呼吸器外科……約3万円	心臓血管外科……約14万円	消化器外科……約2万円
低額	精神科……約2万円	皮膚科……約4千円	精神科……約2万円	リハビリ科……約5千円

一般社団法人全国公私病院連盟・一般社団法人日本病院会：平成27年6月調査 病院運営実態分析調査の概要（平成27年6月調査）

どれぐらいお金を使っているの？
コストについて考えよう

人件費は適正？

花子部長：事務長，収益のことは大体分かりましたが，コストはどうなっているんですか？ 例えば人件費はどうなんでしょう？

事務長：花子部長，いいところに気がついたね。うちの給与費率は60％にもなっているんだよ。

花子部長：それって高いんですか？

事務長：そうなんだ……。通常，給与費は医業収益の50％までに収めるのが適切だと言われているんだよ。

花子部長：結構危険水域ということですね。

事務長：そういうこと……。

花子部長：適切な率にするには人件費を削減するか，収益を上げるしかないってことですよね！？

事務長：そうだよな。

花子部長：ということは，適正な人員配置にしなければならないっていうことですね。

事務長：何かできることはありそうかい？

花子部長：外来が忙しいって言うから，人数を増やしたんですけど，少し削減したいと思います。うちの病院の職員数の要件は，外来が30対1のはずですから（**表4**）。

表4：一般病棟における主な職員数の要件

	部署別	医師数	看護師数	薬剤師数	看護補助者数	栄養士
一般病院	一般病棟	16対1	入院基本料に準ずる	70対1	補助加算などにより準ずる	病床100人以上の病院に1人
	療養	48対1	20対1	150対1	4対1	
	外来	40対1	30対1	処方箋の数 75対1	なし	

■ 参考　給与費の計算

職員1人当たり給与費（円）＝給与費÷職員数合計（常勤＋常勤換算の非常勤）
給与費率（％）＝給与費÷医業収益×100

原材料費は適正？

花子部長：ところで事務長，薬剤費に無駄はありませんか？

事務長：何かあるのかい？

花子部長：黙っていたんですが，実はこの間薬局で期限切れの抗生剤を大量に捨てているところを見たんですよ……。

事務長：え～っ，そんなことしているのか！　経営が危機的状態だっていうのに，薬局は責任感がないな！

花子部長：ドクターたちが自分の好きな薬を次から次へと入れるから，薬剤費が増えてしまうんじゃないですか？

事務長：実はそうなんだよ。薬事審議会でしっかり，薬品数をチェックする必要があるんだけどね。

花子部長：何かいい方法はあるかなあ……。

事務長：**ABC分析法**があるけど，使えるかなあ？

花子部長：それは何ですか？

事務長：例えば，重要度や必要度に応じてA～Cに分類して分析するもので，薬剤だったら使用頻度が低くなったことが分かったら，購入するのをやめてしまうとか…。このようにすれば，適正在庫にできるはず……。

花子部長：それはいい方法ですね。事務長さん，医局会で提案してくださいよ！

事務長：そうだね。

花子部長：そう言えば，手袋やガーゼなどの値段も最近少しずつ値上がりしてきています。この対策はどうしたらいいでしょうか……。

事務長：品質が変わらないのなら，安価なものに変えるか，メーカーを変えるかしてみよう。それから，うちのグループ病院で同じものを大量に購入すれば，スケールメリットでいくらかでも価格を抑えられると思うよ。

花子部長：事務長，早速やってみましょう！

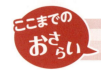

ABC分析

　一部のものが全体の中で多くを占めることに着目し，例えば①高額のもの，②重要なもの，③使用頻度の多いものなど重視するものを決め，3つのグループに分けて管理を効率化する方法です。この方法を用いると，全体の7割のものを把握することができると言われています。

1) 薬剤管理にABC分析を活用するメリット
・病院で使用する薬剤は約2,000品目と多い。
・いつも使用する抗生物質のようなものから抗がん剤のように頻度の低いものまで，いろいろある。
・1個当たりの価格が低いものから高いものまである。

2) ABC分析の手順
①一定期間に消費された物品を品目ごとに使用金額を集計する。
②使用金額順にランキングし，総消費金額に占める比較を算出する。
③ランキング順位に使用金額を累積し，総消費金額に占める比率を算出する。
④累計品目数の比率ごとに消費金額累計の比率を図表上にプロットする。
⑤適切な階層を分析して3つのグループを設定し，分類する。
　A：消費金額が特に大きく，最も重点的に管理するグループ（全体の70％）
　B：消費金額が次に大きく，比較的重点を置いて管理するグループ（全体の20％）
　C：その他の手間をかけないように管理するグループ（全体の10％）

3) ABC分析の結果
　Aグループは使用金額の70％を占めるため，わずかな管理と工夫により大きな経済効果を期待できますので，Aグループの薬剤には，定期的に在庫量や使用量をチェックして発注する必要があることが分かりました。

花子部長：ところで事務長，ABC分析に似た言葉でABC計算というのを聞いたことがあるんですが，同じものですか？

事務長：花子部長，いいところに気がついたね。実はABC分析とABC計算は全然意味が違う言葉なんだ。

花子部長：どこが違うんですか？

事務長：ABC分析は無駄な在庫を減らすなどのための分析方法であるのに対し，ABC計算はなるべく正確に原価計算を行うための方法なんだ。

花子部長：どんな特徴があるんですか？

事務長：活動単位によって割り出すことから，活動基準原価計算とも呼ばれているよ。

花子部長：それ便利そうですね。中材で，どっちの製品を使ったらよいか比較したい時使えそうですね。

ABC計算（活動基準原価計算）

　ABC計算とは，ハーバード大学ビジネススクールのキャプランとクーパーが間接費の原価計算を行う目的で開発したコストの計算方法です。購買や生産，販売などの活動単位ごとに集計されたコストを製品・サービスとして集計します。

1) 計算方法

①作業を細分化する

　例：ガーゼの滅菌包装

　「ガーゼを折る」「パック詰めする」「滅菌する」の3つに分ける。

②作業ごとの費用を合計する

> **ポイント**
> - 人件費は，作業時間×賃率（時給）で計算する。
> - 材料費などは，「折る」作業に入れる。
> - 包装費などは，「パック詰めする」作業に入れる。
> - 滅菌に使用する費用は，「滅菌する」作業に入れる。
> - 上記以外は「その他」とする。

③作業の成果を測定する物差しを決める

　A：4ツ折りにしたガーゼを使用して滅菌ガーゼパックを作る場合

　B：4ツ折りにしていないガーゼを使用して滅菌ガーゼパックを作る場合

④1つの作業における単価を出す

　【1作業単価＝作業ごとの費用の合計÷作業の成果の物差し】

⑤作業ごとに比較する

　4ツ折りにしたガーゼを使う方がよいか，4ツ折りにしていないガーゼを使う方がよいかを意思決定する。

2) ABC計算を業務改善に使う場合

　賃率（時給）は600円[注]とし，1分当たりの金額を算出。

600÷60＝10円/分

4ツ折りにしていないガーゼを使用して100パック作る場合
(1パックに1枚のガーゼを使用し滅菌すると仮定する)

①「ガーゼを折る」20分

　（4ツ折りにしていないガーゼ：100枚900円）＋（ガーゼを折る賃料10円×20分）
　＝1,100円

②「パック詰めする」20分

　（パック代：200円）＋（パック詰め賃料10円×20分）＝400円

注）計算を分かりやすくするためで，実際の時給ではありません。

③「滅菌作業」10分

　　（滅菌料*：300円）＋（滅菌作業賃料10円×10分）＝400円

④合計＝①＋②＋③＝1,900円

⑤1作業単価＝1,900円÷100パック＝19円

4ツ折りにしたガーゼを使用して100パック作る場合

①「ガーゼを折る」作業なし

　　（4ツ折りにしたガーゼ：100枚1,000円）＝1,000円

②「パック詰めする」20分

　　（パック代：200円）＋（パック詰め賃料10円×20分）＝400円

③「滅菌作業」10分

　　（滅菌料：300円）＋（（滅菌作業賃料10円×10分）＝400円

④合計＝①＋②＋③＝1,800円

⑤1作業単価＝1,800円÷100パック＝18円

　以上の分析により，4ツ折りにしたガーゼを使用した方が安価であることが分かる。

変動費と固定費

花子部長：ところで事務長，基本的なことを聞いてもいいですか？

　事務長：何？

花子部長：よく**変動費**とか**固定費**とかって言うんですけど，何のことですか？

　事務長：そうだね，基本的なこと話していなかったね。

花子部長：何となくは分かるんですけど……。

　事務長：固定費というのは，活動しなくても発生する費用のことを言うんだよ。病院の場合，たとえ空床であっても光熱費や病院の建物を維持する費用，それから検査機器などをリースしているとしたら，使用しても使用しなくても料金は発生するだろう。こういった費用を言うんだよ。

花子部長：つまり，患者が入院しなくても発生するお金って考えればいいんですね。

　事務長：簡単に言うとそういうことだね。

花子部長：じゃあ，変動費というのは，患者の入院数や外来患者数によって変わってくるお金のことですか？

　事務長：花子部長，飲み込みが早いね。そういうことだよ。医業費用には，医業収益に比例する変動費と医業収益に関係なく必要となる固定費があるということなんだ。

＊滅菌料：光熱費，機械使用量など滅菌に関するすべての費用

用語の解説

固定費：生産性に関係なく固定して必要になる費用のこと。病院の場合は，人件費，減価償却費，賃借料などが該当する。

変動費：生産量に比例して発生する費用で，生産しない時は変動費はゼロになる。病院の場合は，医薬品費や診療材料費，検査委託費，残業手当などが該当する。

準変動費・準固定費：変動費や固定費に分けることができないもの。例えば，光熱費は基本料金自体は業務に関係なく発生するが，業務時間の延長（残業）により発生することもあるので実態に即した仕訳が必要になる。

花子部長：事務長，変動費と固定費についてはよく分かりました。じゃあ，**限界利益**っていうのもよく聞くんですけど，何ですか？

事務長：限界利益という言葉の「限界」の意味は，普段僕たちが使っている「限界」とは意味が違うんだよ。限界利益とは，簡単に言うと固定費と利益を足したもので，粗利のことなんだ。

花子部長：ということは，損益分岐点というのは，限界利益から見ると，利益がゼロということですね。

事務長：花子部長，賢いね，そのとおりだよ。総費用（固定費＋変動費）と医業収益が交わる点は損益ゼロとなる点なんだ。これを**損益分岐点**と言うんだよね。

花子部長：そうすると，赤字にしないためには固定費を下げないといけないってことですね。

損益分岐点分析（CVP分析）

　損益分岐点とは，採算の分かれ目になる点のことです。ですから，赤字にならないためには損益分岐点以上の収益を上げることが必要です。

1）限界利益

　医業収益とは，実際は利益だけではなく，かかった費用（固定費＋変動費）が含まれています。

○医業収益（売上高）＝変動費＋固定費＋利益
○限界利益＝医業収益（売上高）－変動費
○損益分岐点＝総費用と医業収益が交わる点
　損失ゼロとなる点であり，利益はゼロです。

> **ポイント**
> P.29のガーゼの滅菌包装の場合，折っていないガーゼが1,100円になってもコストは変わらないが，1,100円以上になると折っていないガーゼを使用した方が安価になる。これにより，この1,100円という水準が限界利益と言える。

2) 限界利益率

限界利益を売上高で割ったものを限界利益率と言います。限界利益は医業収益から変動費を引いたものなので，限界利益率の数式はこうなります。

○変動費率＝変動費÷医業収益
○限界利益率＝限界利益÷医業収益（売上高）
　　　　　＝（医業収益－変動費）÷医業収益

さらに数式を変換すると

○（医業収益÷医業収益）－（変動費÷医業収益）
　　　　　＝１－（変動費÷医業収益）
　　　　　＝１－変動費率

3) 損益分岐点医業収益と目標利益および安全性

①損益分岐点医業収益とは，赤字にならない医業収益のことです。
○損益分岐点医業収益＝固定費÷限界利益率
②目標利益を設定し，計算することにより，さらにどれだけ医業収益があればよいかが分かります。
○目標医業収益＝（固定費＋目標利益）÷限界利益率
　　　　　＝（固定費＋目標利益）÷（１－変動費÷医業収益）
③損益分岐点比率を計算し，経営の安全度の目安にします。
○損益分岐点比率＝損益分岐点収益÷医業収益
④安全余裕率を計算し，経営の安全度の目安にします。
○安全余裕率＝（医業収益－損益分岐点医業収益）÷医業収益

4) 損益分岐点比率の目安

	損益分岐点比率	安全余裕率
健全	70％未満	25％以上
普通	70％以上80％未満	15％以上25％未満
注意	80％以上90％未満	
危険	90％以上	

5）損益分岐点図表

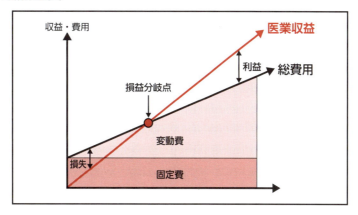

　損益分岐点比率が低いほど，医業収益が損益分岐点医業収益を大きく上回っているということです。損益分岐点が低ければ低いほど，少ない医業収益でも利益を得ることができるということで，損益分岐点が低いということは，医業収入の減少というリスクに強いと言えます。経営安全度が高いということは，医業収益が損益分岐点医業収益に対して余裕を持っているということになります。

■例題

　内視鏡室の損益分岐点について考えてみましょう。

　内視鏡の減価償却費と看護師・医師の人件費を合わせた固定費は3,000万円，薬剤・診療材料費などの変動費が1,000万円，現在の医業収益は，5,000万円だとします。損益分岐点医業収益はいくらになりますか？　また，目標利益2,000万円を達成するには，医業収益がいくら必要でしょうか？

①限界利益を計算する

　　限界利益＝医業収益－変動費
　　　　　　＝5,000万円－1,000万円＝4,000万円

②限界利益率を計算する

　　限界利益率（％）＝限界利益÷医業収益×100
　　　　　　　　　　＝4,000万円÷5,000万円×100
　　　　　　　　　　＝80％

③損益分岐点医業収益を計算する

　　損益分岐点医業収益＝固定費÷限界利益率
　　　　　　　　　　　＝3,000万円÷80％
　　　　　　　　　　　＝3,750万円

④目標利益達成のための医業収益を計算する

　　必要な医業収益＝（固定費＋目標利益）÷限界利益率
　　　　　　　　　＝（3,000万円＋2,000万円）÷80％
　　　　　　　　　＝6,250万円

いかがでしたか？ 内視鏡室の損益分岐点医業収益は3,750万円，目標達成に必要な医業収益は6,250万円であることが分かりました。

> **ポイント**
> ＊限界利益の「限界」という言葉の意味は，普段私たちが使っている「限界」とは違う。
> 　限界利益とは，固定費＋利益のことである（粗利とも言う）。
> 　50円で仕入れたあんパンを100円で売るとすると，限界利益は100円（収益）－50円（変動費）＝50円（固定費＋利益）となる。

■収益データの分析方法

①変動費と固定費を分解する
　費用項目ごとに固定費と変動費に分けます。
　例　変動費：医薬品費，診療材料費，検査委託費，外注費
　　　固定費：その他の費用

②過去の損益計算書を比較する
　表面上の収益が増えているだけではないか売り上げと利益をチェックします。
・医業収益も利益も増えているのか？
・医業収益が増えているのに，利益が減っているのか？
・医業収益が減っていても，利益は増えているのか？
・医業収益も利益も減っているのか？

③要因を分析する
　医業収益の推移：患者数，診療実日数（当月中の入院日数），診療報酬点数，競合の発生などを比較する
　限界利益：変動費率，診療材料費，委託費，診療報酬単価（患者1人当たりの診療報酬），棚卸資産はどうか
　医業利益：人件費，固定費（賃借料，水道光熱費，通信費，減価償却費，旅費交通費，接待交通費

④経費の推移を見る
　変動費の推移：医薬品費，診療材料費，検査委託費，外注費（アウトソーシング）
　人件費の推移：給与・法定福利費（福利厚生に関する負担料）・賞与・役員報酬
　固定費の推移：保険費，交際費，減価償却費，消耗品費，車両費，修繕費，租税公課（税金や公的負担金），退職引当金

⑤医業利益の増加
　支払利息（銀行に預金している利息など）

⑥特別損失
　臨時の損失，自然災害や盗難，株式売却損など

⑦変動費の推移から医業収益とのバランスを見る
- 変動費は医業収益に比例して増減する
- 医薬品費や診療材料費，検査委託費（外注費）は，医業収益と関係なく増加することがある
- 不良在庫や不必要な在庫があると変動費が増える
- 仕入れ代や外注費を検討すると共に，仕入れ先・外注先を再検討する

⑧固定費の推移から医業収益とのバランスを見る
- 増加した項目を洗い出し，その増減の理由の妥当性について検討する
- 人件費については，適正な労働分配率の範囲であるかを見る
- 人材を採用した時は，生産性が向上したかを見る
- 治験費については，将来利益が確保できるかを吟味する
- 圧縮できる固定費はできる限り圧縮する
- 販管費や広告宣伝費，研究研修費，教育訓練費を削減すると，さらに減収となることもあることを考慮する。リストラについても同様である

⑨生産性と付加価値を分析する
- 病院が生み出す付加価値を数値でとらえる
- 労働生産性と資本生産性を見る
- 投入した労働や資本により生産性が上がっているか

> **ポイント**
>
> 生産性分析には，中小企業方式と日銀方式の2種類がある。
> - 中小企業方式：医業収益－（医薬品費＋診療材料費＋外注加工費＋検査委託費）
> - 日銀方式：経常利益＋人件費＋金融費用＋賃借料＋租税公課＋減価償却費

⑩労働生産性⇒投入された労働に対してどの程度の付加価値を上げているかを意味する。

付加価値労働生産性＝付加価値額÷職員数×100　＊職員数は常勤換算

> **ポイント**
> - 付加価値率を高めること
> - 業務改善により1人当たりの収益を上げる

労働分配率＝人件費÷付加価値額×100（％）

⑪人件費が適正な水準であるかを検討する

　　ここで重要な指標は，「労働分配率」「1人当たりの医業収益」「1人当たりの付加価値（労働生産性）」「1人当たりの経常利益」「1人当たりの人件費」である。

　　労働分配率が高くなるということは，人件費負担が大きくなることを意味する。労働分配率が高いということは，人に依存していることになり，生産性が高くないことになる（日本の病院の平均労働分配率は62％）。

> **ポイント**
> ・医業収益に対する人件費を削減するか
> ・医業収益に対する付加価値を上げるか

労働分配率＝人件費/付加価値＝人件費/職員数÷付加価値/職員数
＊人件費/職員数→給与水準，付加価値/職員数→労働生産性
　給与水準を上げ＋労働生産性を高めれば⇒労働分配率が下がり病院の生産性が向上する。
　平均賃金を下げるか，職員を減らす。手段としては非常勤にする，職員1人の生産性を上げる。

■参考事例：A病院における生産性分析

	H○年	H△年	前年対比	標準比	差異
限界利益率	30%	31%	103%	50%	－19%
1人当たりの収益/月	146万円	151万円	103%	190万円	－39万円
1人当たりの限界利益/月	45万円	48万円	107%	93万円	－45万円
1人当たりの人件費/月	33万円	34万円	103%	38万円	－4万円
労働分配率	72%	69%	97%	41%	28%
医業収益増加率	－5%	4.9%	－	13.2%	－8.3%
限界利益増加率	－1.1%	5.8%	－		
医業利益増加率	－60%	237%	－		
経常利益増加率	－67%	70%	－		
自己資本増加率	0.6%	1.2%	200%		

> **ポイント**
> ・限界利益率が低い⇒収益に対する利益の割合が低い
> ・1人当たりの医業収益が少ない⇒経費を差し引かない売上高の時点で低い
> ・1人当たりの限界利益が少ない⇒限界利益は固定費＋利益であるから，利益が少ない
> ・労働分配率が高い⇒生産性が低い
> ●診断：収益性が低いので利益を向上させ，生産性を向上させる仕組みをつくる必要がある。

■ **参考事例：A病院における損益分岐点および費用の分析**

医業収益	1,212,500千円
変動費	830,400千円
固定費	344,400千円
営業外収益	4,300千円
営業外費用	32,000千円
経常利益	100,000千円
損益分岐点医業収益	107,625千円
損益分岐点比率	90%

《ポイントチェック》

・損益分岐点が高い　　・変動費が高い

・固定費が高い　　　　・営業外費用が多い

《対策》

1）損益分岐点比率が高い⇒損益分岐点を下げる

・固定費および変動費の削減をする（仕入，診療材料費，外注費，検査委託費の削減）．

　例：非常勤職員に職員を変更．外注・アウトソーシングにする．

2）収益性の改善

①経常利益の確保　　②営業キャッシュフローの確保

③医業収益の確保　　④変動費の削減

⑤限界利益の確保　　⑥人件費の削減

⑦固定費の削減

3）プロセスの見直し

①既存患者継続率　　②既存患者数　　③新規患者数　　④来院回数

⑤診療報酬の単価　　⑥職員の育成状況　　⑦研修回数

> **ポイント**
>
> ● 損益分岐点が低い時
>
> 　少ない販売量で損益分岐点に達する→少しの売り上げでも利益が出る→安全性が高い
>
> ● 損益分岐点が高い時
>
> 　販売量が少ないと損益分岐点に達しない→売り上げを増やさないと利益が出ない→安全性が低い

⑤ どれぐらい利益が出ているの？
利益の指標を知ろう

利益の指標

花子部長：ところで事務長，どれだけ利益が上がっているかが分かる指標はあるんですか？

事務長：花子部長が言っているのは**財務分析**のことかな？ 経営状態についていろいろな視点で分析する手法だよ。たくさんあるから主なところを教えておくね。まずは，生産性に関係あるものから説明するよ。そうだな……。従業員1人当たりの年間医業収益，労働生産性，労働分配率，付加価値などかな。

花子部長：病院がもうかっているかどうかを見る指標は何ですか？

事務長：**経常利益率**と言って総資本に対する経常利益の割合を見るものや，医業収益対医業利益率と言って，全体の収益に対する利益の割合を見るものがあるよ。一見もうかっているようでも，経費が多すぎて実はもうかっていないということもあるんだ。

花子部長：具体的に説明してもらえますか？

事務長：循環器のカテーテル検査は，収益を見ると少なくとも患者1人当たり5万～6万円だよね。でも，カテーテル自体が高額だから，実際にはそれほどもうかっているわけではないんだ。利益率は低いということだね。それに比べてリハビリ料は，持ち出しの材料費はほとんど必要ないだろ？ この2つを比べてみると利益率の違いは明らかなんだ。

花子部長：そういうことですか……。そう言えば，心臓カテーテルは，検査がうまくいかないと2～3本使うこともありますものね。そうすると利益は上がらないということですね。他にもありますか？

事務長：資本をどれだけ回転させたかという見方もあるよ。

花子部長：例えばどういうものですか？

事務長：**総資本回転率**と言って，資本の効率性を見るんだ。つまり，どれだけ効果的に資本を運用したかということだね。

花子部長：そうか，それが回転という考え方なんですね。他の視点で分析するものもまだありますか？

事務長：経営の安全性を見る方法があるよ。

花子部長：どういうものですか？

事務長：例えば，**自己資本比率**さ。自前の資本が全体の資本に占める割合のことだ

　　　　　　よ。資本には，元々自分のものである自己資本と，人から借りた他人資本があるんだよ。借りたものはいずれは返さなければならないから，自己資本比率が高いということは安全性が高いということになるんだ。
花子部長：安全性を見るものは他にもあるんですか？
事務長：流動資産の流動負債に対する割合を示す**流動比率**というのがあるよ。1年以内に現金に変えられる流動資産が1年以内に返さなければいけない流動負債を上回っていることが大事なんだよ。
花子部長：まだありますか？
事務長：**給与比率，材料費率，委託比率**があるかな。これらはいずれも収益に対する比率だよ。
花子部長：いろいろあるんですね……。一度には覚えきれそうにありません……。少しずつ覚えていきます。
事務長：花子部長，**ROA**とか**ROE**は知っている？
花子部長：言葉だけは聞いたことがあります。実は時々株に投資しているんですけど，株を購入する時の指標になるって聞いたように思います。
事務長：よく知っていたね！　MBAを取得するために行く経営大学院では絶対習うことだから覚えておくといいよ。
花子部長：え〜。でも詳しく分からないから教えてください。ROAって何ですか？
事務長：簡単に言うと，総資産に占める純利益の（すべてコストを差し引いて，最後に手元に残ったお金）割合だよ。
花子部長：総資産には負債も含まれているから，総資産で割るということは，安全性という点では完全ではないということですか？
事務長：いいところに気づいたね！　そのとおりだよ。これだけで安全性を判断してはいけないんだ。
花子部長：それでは，ROEはどういうものですか？
事務長：ROEは自己資本に占める純利益の割合だよ。
花子部長：自己資本で割るから，より正確に安全性がつかめるわけですね。
事務長：そのとおり！　でも，それだけではないんだ。この公式を分解すると分かってくるんだけど，実はROAに**レバレッジ**をかけるんだよ。
花子部長：レバレッジって何ですか？
事務長：これはてこという意味なんだけど，元手を何回転させているか効率を見ているんだよ。
花子部長：いろいろ深いですね……。

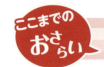

財務分析

1) ROA（総資産利益率）

財務活動*を切り離した本業での収益性を見るもので，企業が投資した資金によってどれくらいの収益を生み出しているかが分かります。

ROA（総資産利益率）(%) ＝（純利益÷総資産）×100

＝（純利益÷売上高）×売上高÷総資産×100
　　　収益性　　　　　　効率性

＝売上高利益率×総資産回転率

2) ROE（自己資本利益率）

財務活動を含め，どれだけ利益が得られるかという指標です。

ROE（自己資本利益率）(%) ＝純利益÷自己資本×100

＝（純利益÷売上高）×（売上高÷総資産）×
　　収益性　　　　　　　効率性

（総資産÷自己資本）
安全性（財務レバレッジ）

数式を分解していくと，売上高利益率×総資産回転率×レバレッジ比率になります。レバレッジ比率は自己資本に対する総資産の比であり，ROAとの相違点は負債をどれだけ活用しているかが分かるということです。つまり，負債を活用してどれだけ収益を上げているかの指標ということです。

3) ROA・ROE以外の指標

表5に上記以外の主な指標をまとめます。

表5：ROA・ROE以外の主な指標

	目的	公式
生産性	従業員年間医業収益（売上高）/人	医業収益（売上高）÷従業員数
	労働生産率	付加価値÷従業員数×100
	労働分配率	給与費÷付加価値×100
	付加価値	医業収益(売上高)－(材料費＋委託費＋設備関係費＋経費)
コスト	給与比率	給与費÷医業収益（売上高）×100
	材料費比率	材料費÷医業収益（売上高）×100
	委託比率	委託費÷医業収益（売上高）×100
収益性	総資本経常利益率	経常利益÷総資本×100
回転率	総資本回転率	医業利益÷医業収益（売上高）×100
安全性	自己資本比率	自己資本÷総資本×100
	固定長期適合率	固定資産÷(自己資本＋固定負債)×100
	流動比率	流動比率÷流動負債×100

＊財務活動：ファイナンスのことで，金融などの投資活動のことを言う。

6 頑張っている部署はどこ？
事業配分を考えよう

事業にも寿命がある？

花子部長：ところで，事務長さん，今年は診療報酬改定の年ですけど，また病棟の再編ありそうですか？

事務長：多分ね。今回の診療報酬でも大幅な改定がありそうだからね。

花子部長：診療報酬改定のたびに病棟を再編しなくてはいけないのは大変なんだけどなあ……。

事務長：仕方がないよ。組織は生きているからね。

花子部長：どういうことですか？

事務長：病棟の機能を事業と考えると分かりやすいと思うよ。

花子部長：事業……ですか？

事務長：そうだよ。事業にも人間のように，導入から成長，成熟，衰退までライフサイクルがあるんだ。売られている商品にも同じようにライフサイクルがあって，これを**プロダクトライフサイクル**（Product Life Cycle：PLC）と言うんだ。

花子部長：そう言えば，大手スーパーマーケットもどんどん店舗ができてかなり隆盛だと思っていたら，いつの間にか閉鎖したところもあって，商売って難しいんだと思っていましたけど，いつまでも続かないってことですね。

事務長：全部が全部そうだと言うわけではないけど，そう考えておくと分かりやすいと思うよ。トヨタだって，明治時代は織り機の製造が生業だったけど，今は自動車会社だろ。時代によって業種を変えていくことも必要なのかもしれないね。

花子部長：企業が永続するためには業種まで変えることもあるんですね。

事務長：そうだね。企業が永続するためには，物をつくるとかサービスを売るということにこだわらず，人々に何を提供するかということを考えていかなければいけないということかもしれないね。

花子部長：どういうことですか？

事務長：事業自体は変わっても，変わらないもの（バリュー：価値）を提供するということだね。例えば，パナソニックの創始者である松下幸之助は，水道の蛇口から水が出るように，人々に便利なものを安価で提供したいと言っていたという話は知ってる？　提供するものは電化製品でなくてもよかったと思うんだ。

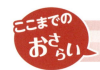

プロダクトライフサイクル

市場に投入された製品は永遠に売れ続けるわけではありません。時間と共に指示を得てピークを迎えたら，やがて売れなくなり市場から消えていきます。これは，人のライフサイクルと同じであることから，プロダクトライフサイクル（PLC）と呼ばれています。

PLCは，導入期，成長期，成熟期，衰退期の4段階に区分されています（**表6**）。

1) 導入期

新製品または新しいサービスが開発期間を経て市場に投入されるこの段階は，初期費用がかかるのに対して市場での認知度が低いため，売上高も利益も低い時期です。

この時期は，市場に認知させるために，価格戦略とプロモーション戦略が重要になります。

2) 成長期

新製品（新サービス）が市場に認知され，浸透していく段階です。売り上げや利益は伸びますが，競合企業との競争が始まるためマーケティング戦略に必要な支出も増えていきます。製品戦略，価格戦略，流通戦略が重要です。

3) 成熟期

製品（サービス）が市場に浸透してしまうと販路の拡大が難しくなり，競合企業との競争が激化します。売上高は低成長となり，価格競争が激化すると利益も減少します。

4) 衰退期

市場が縮小し，売上高，利益共に減少していきます。代替品の脅威が増しますので，市場にとどまって残存者利益を狙うか，市場が消滅する前に撤退するかの判断が必要になります。もうからないので競合企業は次第に減少します。価格戦略や商品戦略が重要になる時期です。

表6：プロダクトライフサイクル

	売上高	利益率	競合	戦略
導入期	低い	低い	少ない	・価格戦略 ・プロモーション戦略
成長期	増加	増加	増加	・製品戦略 ・価格戦略 ・流通戦略
成熟期	低成長	低下	競争激化	・プロモーション戦略
衰退期	減少	減少	減少	・残存者利益 ・撤退戦略

もうかる部署ともうからない部署がある？

花子部長：事務長さん，ずっと疑問に思っていたんですが，うちの病院は，「急性期一般病棟」「回復期リハ病棟」「地域包括ケア病棟」「療養病棟」の4つの機能を持っていますけど，どの病棟が一番もうかっているんですか？

事務長：花子部長はどこだと思う？

花子部長：決まってますよ！ 手術後の治療などは収益性が高いと思うから，急性期病棟でしょ？

事務長：そう言うと思ったよ。急性期病棟は収益性が高いからもうかっているように見えるけど，持ち出しも多いから実はもうかっているわけではないんだよ。むしろ，回復期リハ病棟や地域包括ケア病棟の方がもうかっているかな。急性期病棟であまり利益が出ない分を補っていると言ってもいいくらいなんだよ。

花子部長：確かに……。回復期リハ病棟は，ドクターは1人いれば十分だけど，急性期病棟だと各病棟に3～4人は必要ですもんね。利益は上がらないかもしれませんね……。

事務長：それに，病棟の種別によって診療報酬が違うから，時代によって利益が多い時も少ない時もあるんだよ。診療報酬によって舵取りしているからね。うかうかできないんだ。

花子部長：だから，診療報酬が改定されるたびに病棟の機能が変わるんですね。

事務長：不甲斐ないんだが，一因ではあるね。

花子部長：組織はいつまでも同じ状態では続かないということは分かったんですが，そうすると，それぞれの事業の配分はどうするんですか？ 何かいい方法があるんですか？

事務長：花子部長，いいところに気がついたね。**プロダクト・ポートフォリオ・マネジメント（PPM）** を知ってる？

花子部長：どういうものですか？

事務長：ポートフォリオとは組み合わせという意味で，経営資源の配分を考える時に用いるものなんだ。「問題児」「花形」「金のなる木」「負け犬」の4つに分けて考えるんだよ。

花子部長：面白い名前ですね。どう使うんですか？

事務長：事業にはサイクルがあるって言ったろ？ だから，最初は「問題児」として導入するんだ。この時は資金を注入するから金食い虫だけど，収益性が高くないんだ。

花子部長：次はどうなるんですか？

事務長：「問題児」を育成すると「花形」になる。規模も結構大きくなるんだけど，

　　　　まだ資金を投入して宣伝しないと維持が難しい状態なんだ。うかうかして
　　　　いたら競合病院に患者を取られかねない状態と言えば分かりやすいかな？
花子部長：それからどうなるんですか？
　事務長：「花形」を育てると「金のなる木」になるんだよ。「金のなる木」になった
　　　　らあまり資金を投入しなくてもいいから収益性は高い。
花子部長：「金のなる木」まできたら安泰なんですね。
　事務長：残念ながら，そうとも言えないんだ。「金のなる木」になったら，次には
　　　　もう衰退が待っているからね。それを「負け犬」って言うんだよ。
花子部長：「負け犬」になったらどうすればいいんですか？
　事務長：撤退しかないだろうね……。
花子部長：えっ，だったら，このサイクルを延々と繰り返すんですか？
　事務長：よく分かったね。人間が生きていくのも大変だけど，組織が生き続けるっ
　　　　てことも大変なんだよ。
花子部長：うちの病院にとって「金のなる木」は回復期リハ病棟ですよね。
　事務長：じゃあ，「花形」は？
花子部長：急性期一般病棟かな……。ドクターも増やして頑張っているから。
　事務長：「問題児」は？
花子部長：去年設置した地域包括ケア病棟だと思います。
　事務長：「負け犬」は？
花子部長：療養病棟でしょうね。廃止の方向に向かっているようですし……。
　事務長：そのとおり。よく分かったね。

ここまでのおさらい　ボストン・コンサルティング・グループのプロダクト・ポートフォリオ・マネジメント（PPM）

　PPMとは，経営資源を最も効果的に配分するためにアメリカのコンサルティング会社のボストン・コンサルティング・グループが考案したマネジメント手法のことです。

　企業が成長するためには，成長する事業に経営資源を投入し，衰退する事業からは撤退する必要があります。そこで，現状の製品やサービスを「問題児」「花形」「金のなる木」「負け犬」の4つに分類し，①育成するのか，②保持するのか，③収穫するのか，④撤退するのかを決め，ヒト・モノ・カネ・情報という経営資源の配分を行います（**図2**）。

市場成長率（縦軸）：外部環境の魅力を示す指標で，プロダクトライフサイクルによって変化する。導入期は低く，成長期に入ると高くなるが，成熟期には鈍化し，最終的には衰退する。

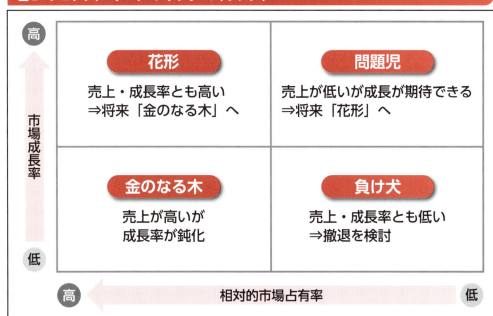

図2：プロダクト・ポート・フォリオ・マネジメント

- **相対的市場占有率**：自社の競争力を示す指標で，累積生産性が増加するほど，単位当たりの生産コストは一定の割合で低減していく。経験曲線効果は累積生産性増加による経験の蓄積によって生産効率が向上することによって得られる（仕事に慣れることにより生産性が上がる）。
- **問題児**：高成長の市場で，今はシェアが低くても将来シェアの拡大が期待できる。ただし，育成して「花形」にするには，資金の投入が必要でリスクが大きい。
- **花形**：高成長の市場で，シェアも高い。収益は多いがシェアを維持するためのコストが必要で，利益率は高くない。「金のなる木」に育てることが必要。
- **金のなる木**：成長が止まった成熟市場で高いシェアを持つ。シェアを維持するための資源投入は少なくてすむため，安定した利益が得られる。ただし，いずれ衰退するため，得られた利益を他事業に投資することが必要。
- **負け犬**：低成長の市場で，シェアも低い。利益を上げることが難しいためコストを削減するか撤退を考えることが必要。

PPMを活用する利点

コストを下げて低価格で提供することにより市場を拡大し，仕事に慣れて生産性が高まることによってさらにコストを削減できる。

⑦ うちのライバルはどこ？
病院を取り巻く脅威を知ろう

花子部長：事務長，最近近くに新しい病院ができましたよね。うちの病院にとって脅威になると思うですけど，それはどう考えたらいいんですか？

事務長：いいところに気づいたね。僕もそれが気になってたんだよ。

花子部長：まず脅威について分析する手法はあるんですか？

事務長：**ファイブフォーシス**（Five Forces）というのがあるよ。

花子部長：その格好いい名前は何ですか？

事務長：ハーバード大学のマイケル・E・ポーター教授によって開発されたもので，日本では「**5つの力**」とも言うよ。

花子部長：それはどのようにして開発されたのですか？

事務長：ポーター教授は，まず，収益を高めるためには，競争優位でなければならないと考えたんだよ。

花子部長：どういうことですか？

事務長：例えば，うちの近くに病院ができるとどうなると思う？　何が脅威になる？

花子部長：まず，患者さんが新しくできる病院に行かないかと心配です。

事務長：そうだよね。つまり，うちの病院のライバルになるっていうことだよね。言い換えれば顧客を奪い合うということになる。

花子部長：つまり競争することになるということですね。

事務長：そういうことなんだよ。でも競争相手は新しい病院だけではないんだよ。

花子部長：他にも競争相手がいるということですか？

事務長：そうなんだ。だからファイブフォーシスと言うんだよ。フォースとは，脅威のこと。だから，正確に訳すと「**5つの脅威**」ということになるかな。

花子部長：その5つを教えてください。まず，新しい病院は何の脅威になるんですか？

事務長：**新規参入の脅威**だよ。新しい病院ができない方がうちの病院にとってはありがたいことなんだけどね……。新規参入に備えるには，**参入障壁**が高いか低いかをいつも見ておく必要があるんだよ。

花子部長：参入障壁って何ですか？

事務長：新規参入しやすいかどうかのことを言うんだよ。例えば，日本の病院の場合は簡単には開業できないだろ？

花子部長：そうですね。病床を増やすことだって簡単にはできませんからね。

事務長：病院の新規参入は特に難しいよね。それに，病院に対しては増床どころか削減してほしいと行政は思っているだろうからね。

花子部長：簡単に参入できるものもあるんですか？

事務長：簡単にということはないと思うんだけど，サービス付き高齢者向け住宅の事業は株式会社だから病院に比べれば参入しやすいだろうね。

花子部長：それを参入障壁が低いと言うんですね。

事務長：花子部長は，理解が速いね。

花子部長：他の4つの脅威も教えてください。

事務長：次は，**既存の競争業者（競合他者との競争関係）の脅威**。

花子部長：すでにある業者ですね。ということは，いつも仲良くしている看護部長さんの病院は既存の競争業者ということになりますよね。

事務長：そうだよ。それから，**代替品の脅威**というのもある。うちで言えば，病院に代わる機能を持った競合他社というところかな。

花子部長：例えばどのようなものがありますか？

事務長：うちの療養病床だったら，老健施設は競合になるね。うちよりも費用が安い場合は特にそうなるね。

花子部長：なるほど……。そう言えば，訪問看護ステーションはショートステイが競合だと言っていましたけど，訪問看護ステーションにとっては，ショートステイが代替品の脅威ということになるんですね。あと2つは何ですか？

事務長：そうそう，一番大事なのは**顧客の交渉力**だった！

花子部長：うちのお得意様，つまり患者さんのことですよね。

事務長：そのとおり。患者さんの病院を選ぶ力が強いというのは病院にとっては脅威だよね。

花子部長：最近インターネットや雑誌でも手術件数が分かるようになっているし，「良い病院ランキング」なんていう企画もあるから，患者さんが病院を選ぶ時代になったなと思います。そういうものに影響されなくても，患者さんも気が変わることだってありますからね。

事務長：そうなんだよ。うちの病院に長く来てくれている患者さんでも新しい病院に評判のいいドクターがいるとなったら，そっちに移ってしまうかもしれないしね……。あと1つは，**売り手の交渉力**だよ。

花子部長：病院が仕入れている製薬会社や衛生材料のメーカーのことですか？

事務長：そうだよ。製薬会社は，最近合併を繰り返して大きくなってきているから，製薬会社の交渉力が増すと，薬剤を選択できなくなり価格が上がることになるかもしれないね。

> ここまでの
> おさらい
> ## ファイブフォーシス（5つの力）

ファイブフォーシスとは，自社を取り巻く脅威を知り，業界の収益構造を明らかにするための分析手法のことで（**図3**），業界において競争優位であることが自社

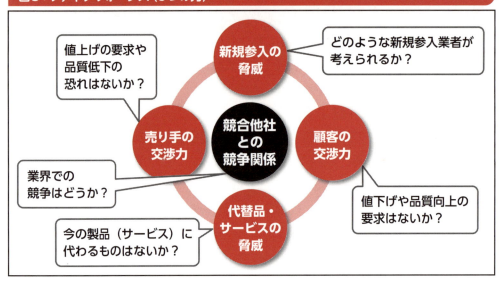

図3：ファイブフォーシス（5つの力）

の収益性を決めると考えたハーバード大学のマイケル・E・ポーター教授によって開発されました。この手法の特長は，次の3つです。

- 自社の強みや課題を分析できる
- 脅威による収益性を分析できる
- 脅威に対する対策を築くことで競争優位を築くことができる

では，5つの力を順番に見ていきましょう。

1) 新規参入の脅威

参入障壁が高いか低いかを見ます。障壁が低ければ競合他社が増えるため，シェアが奪われます。つまり，参入障壁の低い業界は新規参入の脅威が大きいということです。

把握するポイント：市場の経済規模，ブランド力，技術レベル，自施設の影響

2) 競合他社との競争関係（既存の競争業者）

業界の競争状況を見ます。「同業者が多い」「コストが高い」「差別化しにくい」「生産能力を拡大できる」などの要素で競争が激しいと，価格競争に巻き込まれる恐れがあります。

把握するポイント：同業者の数，ブランド力，資金力，業界の成長性

3) 代替品の脅威

自社製品（サービス）に代わる新しい製品（サービス）は脅威となります。

把握するポイント：代替品の価格・品質

4) 顧客の交渉力

顧客の交渉力が高いと，希望価格よりも安く売ることになり，利益が少なくなります。

把握するポイント：市場の販売規模，同業者の数，価格設定

5) 売り手の交渉力

原材料などを仕入れる売り手の交渉力が高いと，取引が不利になる恐れがあります。

把握するポイント：市場の経済規模，供給企業数

8 うちの病院の強みと弱みは？
市場環境を分析してみよう

3C分析

事務長：ところで，花子部長は3C分析（図4）を知っているかな？

花子部長：名前だけは聞いたことがあります。確か市場環境を3つの視点から分析する方法だったと思います。

事務長：そのとおり。では，何を分析するのかな？

花子部長：**顧客**と……。何だっけ？　あと2つは分かりません。

事務長：**競合**と**自社**だよ。

花子部長：どのように分析するんですか？

事務長："顧客のニーズやライフスタイル""競合の強みや弱み""自社の経営資源（ヒト・モノ・カネ）"などの視点から市場における自社の立ち位置をハッキリさせるんだよ。そして，戦略を策定する時は，**KFS**（Key Success Factor）という**重要成功要因**が必要になるんだけど，この3C分析を使うと競合や顧客などの市場環境からKFSを分析できるようになるんだよ。

花子部長：そういうことだったんですか。よく分かりました。

ここまでのおさらい　市場環境を顧客・競合・自社の3つで分析

　3C分析とは，経営戦略の立案時に用いる環境分析フレームワークのことで，顧客・競合・自社の3つで分析します。協力者（co-operator）を加えた「4C」にすべきとの意見もあります。

図4：3C分析

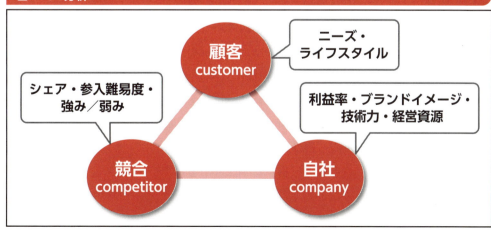

市場環境を分析する時は、外部環境と内部環境に分けますが、外部環境に当たるのが顧客（Customer）と競合（Competitor）で、内部環境に当たるのが自施設（Company）です。顧客と競合を分析することにより、KFS（重要成功要因）を導き出すことができます。

1) 顧客 (Customer)
自社の製品（サービス）に対する顧客（市場）の反応を分析します。
- 購買人口：潜在顧客はどの程度か？
- 市場の成長性：今後伸びるか？ 横ばいか？
- 業界構造：業界の構造的特徴（5つの力）はどうなっているか？
- 購買決定までのプロセス：どのくらい時間をかけて購買に至るか？
- 購買決定者：購買の意思決定者は誰か？
- 購買行動に影響を及ぼす要因（KBF）：価格、ブランド、品質、デザインはどうか？

2) 競合 (Competitor)
自社にとって競合はどこかを分析します。
- 経営資源：他社の生産能力や職員数はどうか？
- 戦略：他社の戦略は何か？ 差別化戦略か？ 集中戦略か？
- 業績：他社の売上高、利益、キャッシュフローはどうか？ 他社のブランドイメージはどうか？ 他社の品質や組織力はどうか？

3) 自社 (Company)
自社の経営資源や経営活動はどうなっているかを分析します。
- 経営資源：生産能力や職員数はどうか？
- 戦略：自社の戦略は何か？ 差別化戦略か？集中戦略か？
- 業績：自社の売上高、利益、キャッシュフローはどうか？ 自社のブランドイメージはどうか？ 自社の品質や組織力はどうか？

マクロ分析とミクロ分析

事務長：花子部長、ではマクロの分析手法は知ってる？

花子部長：えっ？ まずそのマクロという言葉が分かりません。

事務長：経営を見るには、マクロの視点とミクロの視点があるんだよ。ミクロは「小さな」「微小な」という意味で、自社や競合他社などのことだよね。一方、マクロは「大きな」「巨大な」という意味で、政治、経済、社会、技術を分析するんだ。**PEST分析**が有名だね。

花子部長：マクロとミクロを両方分析する手法はあるんですか？

事務長：よく使われる手法としては**SWOT分析**（表7）というのがあるよね。

花子部長：はい、その分析手法なら、よく知っています。セカンドレベルの時に習い

表7：SWOT分析の例

	強み（S）	弱み（W）
内部環境分析	・駅から近い ・看護師の離職率が低い ・教育体制が充実している ・難治性褥瘡患者の紹介が多い ・ケアミックス型のため，退院が緩やか	・看護師の平均年齢が高い ・救急対応スキルが弱い ・熟練のMSWがいない ・退院援助が弱い ・職員の保育支援体制が整備されていない ・非常勤看護師の救急対応の実践能力が低い
	機会（O）	脅威（T）
外部環境分析	・サービス高齢者住宅の建設予定に伴う在宅復帰率の改善，外来受診患者の増加，入院患者の増加	・少子高齢化による看護職の確保が困難 ・介護福祉施設が建設予定のため，介護職の確保が困難

ましたから。それなら任せてください。

事務長：よし，**内部環境**は？

花子部長：はい，**強み**と**弱み**の分析です。

事務長：じゃあ，**外部環境**は？

花子部長：はい，**機会**と**脅威**です。

事務長：よく理解しているね。

花子部長：でも，**クロスSWOT分析**（**表8**）が今一つ分からないんです……。

事務長：そうか……。まず内部環境に外部環境をかけると考えると分かりやすいと思うよ。

花子部長：どういうことですか？

事務長：**内部環境の強み×外部環境の機会**が**積極的戦略**だよ。

花子部長：では，**内部環境の強み×外部環境の脅威**は，何の戦略になりますか？

事務長：それは**差別化戦略**だよ。

花子部長：次はどうするんですか？

事務長：今度は，内部環境の弱みにそれぞれ機会と脅威をかけてみよう。

花子部長：ということは，**弱み×機会**ということですね。

事務長：理解が早いね。これは**弱み克服策**と言うよ。

花子部長：次は，**弱み×脅威**ということになりますね。

事務長：それは，**最悪事態回避策，撤退**という戦略だよ。

表8：クロスSWOTの例

		外部環境分析	
		機会（O）	脅威（T）
内部環境分析	強み（S）	積極的戦略 強み×機会	差別化戦略 強み×脅威
		サービス付き高齢者向け住宅が建設されることを生かして，高齢患者を増加させる	駅から近いことを生かして求人を行い，少子高齢化による看護師不足に備える
	弱み（W）	弱み克服戦略 弱み×機会	最悪事態回避策 弱み×脅威
		非常勤看護師の救急対応力が弱いことを克服し，サービス高齢者住宅の建設を機会ととらえる	介護福祉施設の建設による介護職の流出に備え，職員の保育支援体制を完備し，介護職の流出を回避する

図5：二次元展開法の例

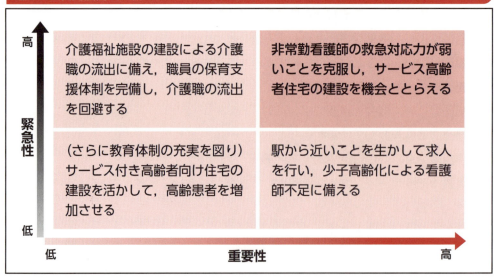

花子部長：この４つの戦略を全部実行するんですか？

事務長：いやいや，この４つの戦略の中から重要で緊急性の高い戦略を選ぶんだよ。これを**二次元展開法**と言うんだ（**図5**）。

花子部長：よく分かりました。

⑨ うちの病院は生き残れる？
組織を診断してみよう

組織を診断する

花子部長：事務長，環境分析や戦略については分かりましたが，組織全体を診断する方法はありますか？

事務長：**マッキンゼーの7S**という方法があるよ。

花子部長：それ，セカンドレベルの時に習いました！

事務長：じゃあ，もう分かっているっていうことだよね。ちょっと復習してみよう。

花子部長：え〜と，うろ覚えのところもあるからなあ……。確か，**ハードのS**と**ソフトのS**がありました。

事務長：ハードのSって何のこと？

花子部長：ハードのSは**トップの意思で変えられるもの**だったと思います。

事務長：具体的にはどんなものがあったか覚えてる？

花子部長：**組織構造，戦略，システム**の3つです。

事務長：ソフトのSは？

花子部長：**トップの意思では変更ができないもの**で，長期的な対応が必要なものです。

事務長：具体的には？

花子部長：**スキル，スタイル，スタッフ，共有化された価値観**です。

事務長：では，ハードのSである組織構造とはどういうこと？

花子部長：組織や分権の形態のことです。

事務長：戦略とは？

花子部長：競争優位となる方策です。

事務長：システムとは？

花子部長：組織構造の仕組みのことです。

事務長：続けるよ。ソフトのSであるスキルとは？

花子部長：スタッフや組織の持つ技術や能力のことです。

事務長：スタイルとは？

花子部長：意思決定の方法や組織運営の方法です。

事務長：共有化された価値観とは？

花子部長：スタッフが共有する価値観や組織文化のことです。

事務長：花子部長，素晴らしい！　完璧だよ！　マッキンゼーの7Sは**氷山モデル**（**図6**）の最も見えにくく，変わりにくいソフトの部分を分析できるから重要だよね。

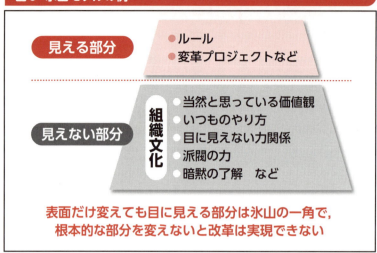

図6:氷山モデルの例

見える部分
- ルール
- 変革プロジェクトなど

見えない部分（組織文化）
- 当然と思っている価値観
- いつものやり方
- 目に見えない力関係
- 派閥の力
- 暗黙の了解　など

表面だけ変えても目に見える部分は氷山の一角で，根本的な部分を変えないと改革は実現できない

ここまでのおさらい　マッキンゼーの7S

　経営戦略は，組織と人のバランスが成否を決めます。1980年代にアメリカのコンサルティング会社マッキンゼー・アンド・カンパニーのT．ピーターズとR．ウオーターマンによって考案されたのが，組織を7つの切り口から見るマッキンゼーの7Sです。

　7Sは全体をハードのSとソフトのSの2つに分類します（**図7**）。

1）ハードのS：経営者の意思により変更可能なもの

組織構造（Structure）：組織全体の運営を機能させるために必要な組織の根幹となる構造・骨組み

　例）組織図，ピラミッド・フラット型組織

戦略（Strategy）：経営戦略，人材戦略など

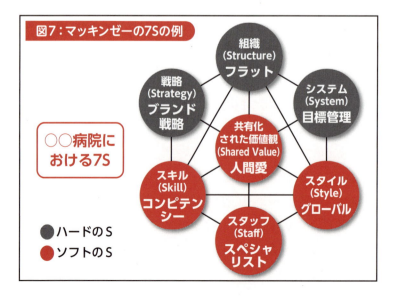

図7:マッキンゼーの7Sの例

○○病院における7S

● ハードのS
● ソフトのS

システム（System）：運営する時の仕組み

　例）諸活動の流れ，業務の仕組み

2）ソフトのS：経営者の意思では変更できないもので，長期的対応が必要

スキル（Skill）：組織全体が持っている潜在能力

　例）医師の診断技術・看護実践能力

スタッフ（Staff）：組織のために働く人々の特性

　例）スタッフの能力・経験・態度・コミットメント・モチベーション

スタイル（Style）：意思決定の方法や組織運営の方法

　例）トップダウン，ボトムアップ，独善的，集団参画的

共有化された価値観（Shared value）：経営理念やビジョンや創立者の思いなど組織を構成しているスタッフが共有化している価値観

　例）行動規範，経営理念，ビジョン

付加価値を分析する

事務長：花子部長，**バリューチェーンマネジメント**は知っている？

花子部長：えっ？　何ですか？　鎖なんとかって？

事務長：花子部長，これは，あの有名なポーター教授が開発した手法だよ。

花子部長：「**戦略の本質は競争**」だと言ったあのポーターのことですか？

事務長：よく知っているんだね。そのポーター教授が企業活動の本質を分析するために考えた方法なんだよ。

花子部長：具体的にはどういうものなんですか？

事務長：企業活動には，大きく分けて**主活動**と**支援活動**があるとしているんだよ。

花子部長：主活動って何ですか？

事務長：**顧客に商品やサービスが届けられるまでの連鎖的な活動**のことを言うんだ。

花子部長：だからチェーンなんですね。では，支援活動は何ですか？

事務長：その**主活動を支える役割を果たしている活動**のことだよ。

花子部長：例えばどういうものがありますか？

事務長：病院であれば，患者さんの処置をする時にガーゼや鑷子やクーパー，絆創膏などを使うよね。ガーゼや器械は中材で滅菌作業をするし，ガーゼや絆創膏はメーカーから購入するという仕事があって，ドクターや看護師がこれらを使って専門技術を提供し，患者さんから対価をいただいているよね。これらの連鎖のことをバリューチェーンと呼ぶんだ。

花子部長：この手法で分析すると何が分かるんですか？

事務長：組織の**主活動として核となる重要なところ**と，あまり重要でないところが見えてくるんだよ。

花子部長：そうするとどうなるんですか？

事務長：重要な活動をしているところは、もっと頑張ってもらうために資金を投入すれば、さらに収益が上がってくるだろ。

花子部長：重要じゃないところはどうするんですか？

事務長：そういうところは、業者に委託することもできると思うんだ。例えば、病院食なんかは、今はアウトソーシングしているところが多いよね。そのことにその組織がどれだけ価値を置くかで決まってくると思うんだけどね。

花子部長：つまり、いろいろな活動の連鎖が利益につながっていくということですか？

事務長：花子部長、理解が早いね。病院で言えば、患者さんにサービスを提供するまでのプロセスを追うごとに付加価値が高まり、価値を創造するプロセスになっているんだ。

花子部長：つまり、私たちの活動は、サービスの主活動と全般管理、人事・労務管理、技術開発、調達活動などの支援活動によって成り立っていて、鎖のように連鎖しているから価値の連鎖、バリューチェーンと言うんですね。

事務長：花子部長、素晴らしい要約力だね！

ここまでのおさらい　バリューチェーンマネジメント（図8）

　バリューチェーンとは、ハーバード大学のマイケル・ポーターが自著『競争の戦略』の中で用いた言葉です。この分析を行うことで、組織が競争優位を勝ち取るためにはどの部分が重要か、どの部分が重要ではないのかが明らかになります。

1）バリューチェーンの構造

　「主活動」「支援活動」から成り立っています。

　主活動とは、最終的に顧客に商品やサービスを届けるまでのプロセスとしての連続的な活動のことで、ポーターはそれぞれの活動を①**購買物流**、②**製造**、③**出荷物流**、④**販売・マーケティング**、⑤**サービス**としました。

　一方、**支援活動**とは主活動を支える仕組みのことで、①**全般管理（インフラストラクチャー）**、②**人事・労務管理**、③**技術開発**、④**調達活動**の4つを言います（「全般管理」以外の支援活動は、主活動ごとに支援活動の内容が異なります）。

2）バリューチェーンの考え方

　全体として主活動と支援活動は連携しています。「購買物流」「製造オペレーション」「出荷物流」「マーケティング販売」「サービス」などの主活動を、「全般管理」「人的資源管理」「技術開発」「調達活動」などの支援活動が支えることにより、組織としては製品やサービスとしての付加価値を生産して利益（マージン）を出し、最終的に顧客価値を生み出しています。

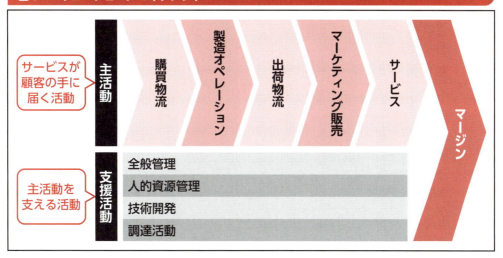
図8：バリューチェーンマネジメント

　つまり，顧客に提供する製品やサービスは，バリューチェーン活動の結果としての付加価値と利益の総和と考えられます。

3) バリューチェーン分析の真髄

　バリューチェーンそれぞれのパーツの各活動を細分化して分析することにより（**表9**），どの活動が高い価値を生んでいるのか，または生んでいないのかを分析することが可能となります。そして，価値を生んでいない業務をアウトソーシングすることにより，その資源を他に投入する，または競合他社はどのようにしているかベンチマークにより比較することで対策を立てることが可能となります。

例）・サービスが利益を生み出す鍵であるならば，要員をさらに投入し，利益を上げる。
　　・清掃スタッフなどの人件費により固定費が高く，経営を圧迫しているならば，清掃業務をアウトソーシングする。

環境を分析する

花子部長：事務長，組織の仕組みについては大体分かってきたんですけど，やっぱり患者の数を増やさないと始まりませんよね！　何か方法ありますか？

事務長：増患かあ，そうだよね……。まずは，マーケティングかな？

花子部長：マーケティングってどういうことをするんですか？

事務長：最初に**マーケティングリサーチ**が必要だね。

花子部長：それってどういうことですか？

事務長：まず，うちの病院に来ている患者は，どのエリアから来ているのかを調査するんだよ。

花子部長：それをするとどうなるんですか？

表9：バリューチェーンマネジメントのチェック項目

	主活動
購買・物量	・材料や部材を破損なく品質を低下させずに扱える ・必要な数量を，必要な時に出せる
製造	・マニュアルに沿って作ることができる ・魅力的なデザインである ・仕事の変更に柔軟に対応できる ・不良品率を低くできる ・短時間で正確に作れる
出荷・物流	・素早く必要部署に届けることができる ・受注後，正確に短時間に処理できる ・製品を破損なく品質を低下させずに扱える
販売・マーケティング	・魅力的なキャッチコピーや広告を制作している ・最適な広告手法を熟知し，実践している ・営業活動でのターゲットに漏れがない ・リピート率が高い ・優良顧客を持っている ・強力なチャネルを持っている ・マニュアルが適切に準備されている
サービス	・顧客からの問い合わせ窓口がある ・顧客に不快感を与えない接客技術を持っている ・メンテナンス作業ができている ・在庫が適切である ・他方面のサービスに応えられるプランが用意されている

	支援活動
管理全般	・組織のイメージを高めるような建物や施設 ・ITなどのマネジメントシステムは優れている ・社内制度が充実している ・迅速に意思決定ができる
人事・労務管理	・優れた社員教育が行われている ・安定した労務体制が整備されている ・労働の意欲や品質を高めるような生涯設計がある ・働く意欲を高める適切なモチベーション策がある ・接遇が教育されている
技術活動	・技術が高い ・支援ツールが充実している ・最適なメディアを活用している ・顧客のニーズを意識している
調達活動	・適切な材料を調達できる供給先を持っている ・最高品質のサービスを提供できる ・適切な価格で最高品質のサービスを提供できる ・高品質のサービスを維持できている ・顧客の要望に応じて，いつでもどこでも対応できる

事務長：どのエリアから来ているかによって，エリアを拡大できないかを考えるんだ。

花子部長：それがシェアを拡大するということですか？

事務長：そのとおり，物分かりが早いね。次は，患者が何を求めてやってきているのかを知ることが必要だね。

花子部長：具体的にはどうするんですか？

事務長：顧客・競合・自社の**3C分析**（P.49参照）で外部環境と競合を分析するんだ（**図9**）。

図9:マーケティング環境分析

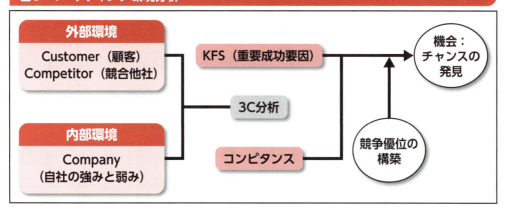

花子部長:内部環境は分析しなくてもいいんですか？

事務長:いいところに気がついたね。内部環境は，SWOT分析手法（P.50参照）を使って，KFS（重要成功要因）を探し出すんだよ。

花子部長:やっぱりチャンスを見つけないといけないんですよね。

マーケティング分析のプロセス

市場の掘り起こし

花子師長:KFSが見つかったら，次はどうするんですか？

事務長:そうだねえ，**マーケティングの標的市場**のゲットかな。

花子部長:それは何ですか？

事務長:簡単に言うと，狙うエリアを狭めて集中的に戦うということかな。

花子部長:つまり，資金を集中的に投下するということですね。どのようにするんですか？

事務長:まず，エリアを決めるために**市場を細分化**するんだ。このことを**セグメント**と言うんだ。

花子部長:セグメントの基準はありますか？

事務長:**優先順位（Rank），測定可能性（Response），到達可能性（Reach），有効規模（Realistic）**の４つがあって，それぞれ頭文字のRを取って**4R**と言っているよ。

花子部長:次はどうするんですか？

事務長:その中で**どれにするかを決める**んだ。これを**ターゲティング**って言うよ。

花子部長:それから？

事務長:競合がどのような戦略なのかを考えながら，**ポジショニング**と言って**顧客の利便性やニーズを考えてサービスを絞り込んでいく**んだよ。

花子部長:すごく緻密な戦略ですね……。

事務長:例えば，年収でセグメントしてみよう。

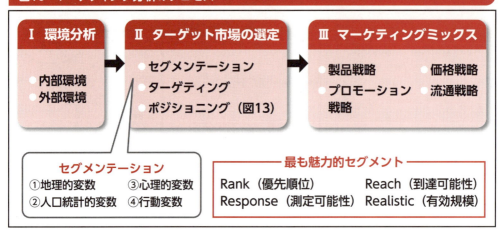

花子部長：ターゲティングはどうなるんですか？
事務長：年収1,000万円以上の富裕層としよう。

絞り込み（ポジショニング）

花子部長：ポジショニングはどうなるんですか？
事務長：駅からの利便性とアメニティの充実で，ホテルにいるような癒しの空間かなあ。
花子部長：わあ〜，すごいですね。イメージができてきましたね。面白くなってきました。
事務長：さらに商品戦略や価格戦略，チャネル戦略，プロモーション戦略を立てていくんだ（**図10・11**）。
花子部長：物やサービスを売るってすごいエネルギーが必要なんですね。

戦略と作戦

花子部長：事務長，戦略はどうしましょうか？
事務長：戦略と言うとアンゾフかポーターだよね。
花子部長：どのような戦略がありますか？

事務長：大きく分けて，**コストリーダー**，**差別化戦略**，**集中化戦略**の3つかな？

花子部長：コストリーダー戦略って何ですか？

事務長：簡単に言うと，資金力で顧客を獲得するために競合より安い費用でサービスを提供するような戦略だよね。

花子部長：その戦略は，お金がなければできないということですか？

事務長：いいところに気づいたね。低価格で提供するためには，まず資金が必要なんだよ。

花子部長：では，差別化戦略はどういうものですか？

事務長：他社では作っていない製品や行っていないサービスを提供して，他社との違いを打ち出す戦略だよ。

花子部長：その戦略にはどんなメリットがあるんですか？

事務長：他社がしていないということが強みであり売りになるということだ。

花子部長：では，集中化戦略は何ですか？

事務長：資金などを集中的に投入することによって，収益を上げる戦略だよ。

花子部長：この戦略のメリットは何ですか？

事務長：資金を集中的に投入するから，効率的に収入が上げられる点だね。

花子部長：うちの病院は，どの戦略がいいんですか？

事務長：うちはあまり資金がないから，差別化戦略と集中力戦略の組み合わせがいいと思っているよ。

花子部長：競合他社の戦略はどうなりますか？

事務長：リーダー，チャレンジャー，フォロワー，ニッチの4種類があるんだ。

花子部長：どう違うんですか？

事務長：リーダーは業界のリーダーシップを取る存在で，価格を決定するなどのパワーを持っている存在なんだ。チャレンジャーは，それに次ぐナンバーツーの存在で，リーダーに追いついてナンバーワンになろうとする存在。フォロワーは，リーダーからおこぼれをもらうような形でリーダーに追随する存在。ニッチは，他社がしないことをすることにより，他と競合せずにマイペースで行くような存在なんだ。

花子部長：とういうことは……，うちはどれにするのがいいと思いますか？

事務長：できれば，他社と競合しないようにニッチ戦略でいきたいね。

職員のモチベーション

花子部長：戦略は大分できてきましたが，職員の雰囲気は悪くないですか？

事務長：そうだね……。入院患者が減少してきているから，職員も「うちの病院は大丈夫か」と気にしているかもしれないね。

花子部長：こういう時は，職員のモチベーションを上げることが必要ですね！

事務長：いいことに気がついたね。成果を出すのは人だからね。

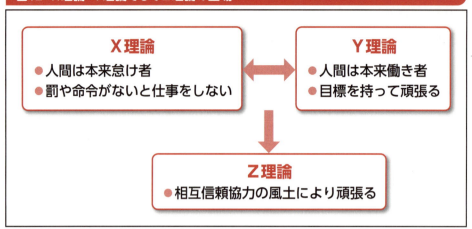

図12：X理論・Y理論そしてZ理論の登場

花子部長：モチベーション理論に**XY理論**というのがあったと思います。

　事務長：**X理論**は，確か**性悪説**で，人間は悪者で人が見ていない時は悪いことをする。だから監督が必要。**Y理論**は逆に，**性善説**で，人が見ていなくても勤勉で悪いことはしないということだよね。

花子部長：**Z理論**もありましたね？

　事務長：X理論やY理論のような二者択一ではなく，平等，親密，温かい風土が人々を動機づけるといったものだったと思うよ（**図12**）。

花子部長：うなずけますね……。風土は大事ですね。事務長，勉強になりました。ありがとうございました！

用語の解説

Z理論：アメリカの経営学者ウィリアム・オオウチが提唱した経営理論のこと。オオウチは，経営組織を日本型組織（J理論）とアメリカ型組織（A理論）の2つに分類し，比較対照した。

　J理論に基づく経営の特徴；長期的雇用，遅い昇進，ジェネラリスト的昇進

　A理論に基づく経営の特徴；短期的雇用，速い昇進，スペシャリスト的昇進

　しかし，アメリカの優良企業は，両者の長所を併せ持っており，つまり，相互信頼と協力を基盤とした集団的経営であることから，Z理論とした。

引用・参考文献
1）一般社団法人全国公私病院連盟・一般社団法人日本病院会：平成27年6月調査 病院運営実態分析調査の概要（平成27年6月調査）
　https://www.hospital.or.jp/pdf/06_20170306_01.pdf （2018年1月閲覧）

第2章

トップマネジャーのスキルを学ぶ
戦略 (Strategy)

「戦略なくして勝利なし」

マネジャーにとって重要なのは，思い悩むことではなく明日のために今日何をすべきかを考えることです。その重要な鍵を握っているのは，戦略であり，戦略の立て方には「カ・タ・チ」があります。

本章では，戦略の基本を学びます。

① 戦略とは？

　P.F.ドラッカーは，自著『新しい現実』[1]の中で「明日を考えつつ，今日何をなすべきか」の重要性について語っています。時代が日々流転し，かつてもてはやされたことは色あせたものとなり，何が成功要因となるか推測できない現代において，この言葉の重みは大きいと思います。

　ともすると看護部長は，職務上，他者にたやすく相談することはできません。また，看護部長に忠告してくれる者もなく，それゆえに自分を見失いがちになります。自分が一生懸命頑張れば頑張るほど先が見えなくなって迷路から抜け出せなくなったり，厳しい決断をしなければならず組織の論理と情の間で悩んだりしたことがあるでしょう。

　しかし，思い悩んでばかりはいられません。明日のために今日何をしなければならないかを考える必要があります。現実的かつ論理的な思考を身につけることで私たちは進むべき道を見つけられるはずです。本章では，そのナレッジの一つである戦略を一緒に学びましょう。

戦略が必要とされる背景

　医療界において病院を取り巻く環境は，日々変化し，ますます厳しさを増しています。例えば，地域医療構想の中での急性期病床から亜急性期病床への転換や地域包括ケアシステムの下での精神科疾患や小児の地域移行支援の推進，医師の業務を担える研修を受けた看護師の育成，公立病院の独立行政法人化など，そのスピードは，まるで過去のIT業界でドッグイヤーよりマウスイヤーと表現されたほどの状況です。

　また，病院が倒産することはないと思われた時代は今や過ぎ去ってしまいました。累積赤字が続く病院はM＆A（合併・買収）の対象に曝されています。

　このような状況で，病院を存続（ゴーイングコンサーン）し，ステークホルダーから選ばれる病院であるためには，病院が進むべき道を指示した戦略という考え方を身につける必要があります。

　戦略とは，本来は軍事用語ですが，経済界では，「対局的な競争運営の方針や策略」を意味しています。有効な戦略を立てるには，細部の小事に，一喜一憂することなく，全体を大局的に把握する能力が必要です。

2 戦略のフレームワーク

戦略には基本の型があります。まずは，ここからを理解しましょう。

戦略の2つの型

1) 成長戦略
病院を取り巻く環境は絶えず変化しています。それに適応し，なおかつ成長していくための戦略です。うまくいかなければ，競争優位性は失われてしまいます。

2) 競争戦略
病院が生き残っていくために，効率的かつ効果的に経営を考えるための戦略です。他病院と比較して優位であることが必要になります。

戦略の4つの要素

戦略を実行するためには，全職員が適切に行動できるように，具体化したものを示す必要があります。それには，①ドメイン，②資源展開，③シナジー，④競争優位の4つの要素が不可欠です。

1) ドメイン（企業の活動範囲）
ドメインとは，範囲，領域という意味です。戦略を考える場合，すべてを対象にすることは不可能です。限りない資源を効果的に使うためには，経営資源の分散や過度の集中を避ける必要があるからです。したがって，戦略を行う範囲（どのような対象に向けて事業を行うのか）を明確にする必要があります。

ドメインは次の3つの要素で決まります。
- 対象とする顧客：主たる顧客は誰か
- 顧客ニーズ：本質的に顧客が希望しているものは何か
- 自社の独自性（コアコンピタンス）：核となる強みは何か

つまり，これは「誰に（Who）」「何を（What）」「どのように（How）」ということになります（表1）。戦略において，何をするかではなく，何をしないかが重要となります。

2) 資源展開
経営資源とは，「ヒト」「モノ」「カネ」「情報」などであり，その多くは限りがあります。これらの限られた資源から最大の価値を生むためには，効果的に資源を展開していかなければなりません。つまり，投資するのに見合う価値のあるものや回収した

表1：ドメインの要素・要点・具体例

要素	要点	具体例
対象とする顧客	《誰に（Who）》	○○地域の患者を対象として
顧客ニーズ	《何を（What）》	24時間いつでも困った時に看護を提供してほしいというニーズに向けて
自社の独自性	《どのように（How）》	24時間困った時にいつでも来てくれる訪問看護を提供する

時に収益が上がっているものに投資するということです。投資しても収益が上がらなければ，撤退しなければなりません。

したがって，どの事業に投資するかが重要となります。医療の場合，事業を機能別ととらえ，急性期一般病床，亜急性期病床，療養病床などと考えると分かりやすいでしょう。

投資をする前には，十分な環境分析が必要になります。また，失敗した時には撤退する勇気も必要です。企業においては，5年で収益が上がらなければ撤退することを事業開始前から取り決めているところも多く見られます。医療・介護事業の場合でも，撤退の原則を事前に決め，投資する時のリスクを念頭に置いて考えなければなりません。

3）シナジー（相乗効果）

事業を展開する時は，1つの機能だけを行うよりも2つの機能を関連づけて行う方がより成果が出ることがあります。

例えば，急性期一般病棟と回復期リハビリテーション病棟の2つの異なる機能を持った病床を展開することにより，病院としては急性期から亜急性期までの医療を展開することができ，収益アップにつながります。患者にとっても，在宅復帰の前に転院することなく同じ病院で十分なトレーニングを行うことができ，患者満足度も向上します。

このように，1＋1が2ではなく3にも4にもなるような状態のことをシナジーという言葉で表現します。

4）競争優位

病院経営は，近隣の競合している病院を抜きにしては考えられません。なぜなら，地域の中で患者数は一定であり，その患者というパイを奪い合っているからです。病院が存続するためには，この競争ということも視野に入れて考えていく必要があります。競争力をつけるためには，「コスト競争力」「差別化」「集中化」が必要であり，自組織の強みとなるコアコンピタンスを強化しなければなりません。

救急医療に弱い地域であれば，救急病院に特化して医師や看護師などの人的資源を投入し，24時間対応の救急医療を展開すれば，この地域において競争優位になるということです。

3 戦略の実際
分析から戦略立案まで

戦略策定の主なプロセスを**図1**に示します。これらについて順次説明していきます。

病院を取り巻く外部環境を分析する

1) 外部環境を分析する

外部環境をマクロ・ミクロの視点から分析します。

マクロ環境：政治（財政，金融，産業，外交，環境，教育など），経済（GDP成長，消費，労働市場動向など），文化，社会（流行，価値観，生活様式，人口など）などマクロ環境を分析する手法として，PEST分析＊がある。

ミクロ環境：業界構造，競争環境（業界シェア，競合病院，新規参入病院など），サービス動向など

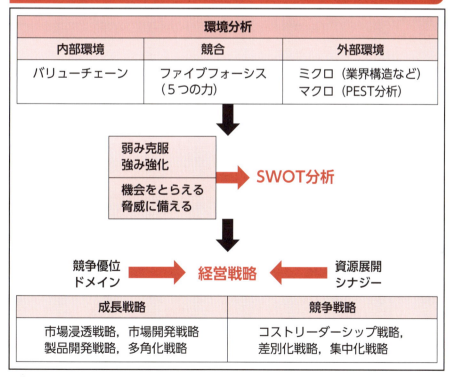

図1：環境分析から経営戦略策定までの主なプロセス

＊PEST分析：フィリップ・コトラーが提唱したマクロ環境を分析するための基本ツール。Politics（政治），Economic（経済），Social（社会），Technological（技術）の4項目から自社を取り巻く外部環境要因を把握・分析する。

表2：病院を取り巻く競合をファイブフォーシス（5つの力）で分析した例

	対象	ポイント
競合病院との競争関係	ライバル病院・施設	①競合病院はどこで，どのような関係にあるのか？ ②競合する病院の数は多いか？
顧客の交渉力	患者・利用者・家族	①患者などの顧客はどのような力を持っているか？ ②患者などの顧客を囲い込むにはどうすべきか？
新規参入の脅威	地域に開設の病院・施設	①新規参入病院はどこか？ ②新規参入病院をエリア内に参入させないためにはどうするか？ ③参入障壁は高いか？
代替品，サービスの脅威	介護施設・診療クリニック 在宅診療クリニック	①医療サービスに代わるものは何か？ ②代替品は自病院にとってどのような力を持っているか？
供給業者の交渉力	製薬会社 衛生材料メーカー 委託業者	①売り手は誰か？　自病院にとってどのような力を持っているか？ ②サプライヤーの力は大きくないか？

2）病院の競合を分析する

病院の競合をM.E.ポーターの**ファイブフォーシス（5つの力）**で分析します。ここでは，自病院は医療界の中で生き残れる競争力を持っているか，医療界の投資収益性はどうか，医療界の魅力はどうかなどに着目して見ていきます（**表2**）。

競合病院との競争関係→競合する医療施設とのシェアなどの関係のこと
①競合病院はどこで，どのような関係にあるのか？
②競合する病院の数は多いか？

> 分析のポイント

前述のように，地域の中で医療を必要とする患者数は一定であるため，病院の数が増えると激戦区となり，患者の奪い合いは避けられません。そこで，できるだけこの競争に巻き込まれないための方策を考えます。

できれば，「戦わずして勝つ」ということを考えたいものです。なぜなら，戦うということはたくさんの資源を使うことであり，利益の減少につながるからです。なるべく資源を使わずに勝つ戦略，例えば，差別化，すみわけ*，連携などを考えましょう。

買い手（顧客）の交渉力→顧客が質の高い医療サービスを提供する病院を選択できる力
①買い手（顧客）はどのような力を持っているか？
②買い手（顧客）を囲い込むにはどうすべきか？

> 分析のポイント

　病院が乱立したり，人口が減少したりして医療の需要が供給を上回ると，患者は病院を選ぶことができるようになります。そうすると，患者から選ばれなくなった病院は患者が減少し，倒産の危機を招くことにもなりかねません。

新規参入の脅威→新しい医療施設が開設されることによる患者減少の脅威
①新規参入病院はどこか？
②新規参入病院をエリア内に参入させないためにはどうするか？
③参入障壁は高いか？

> 分析のポイント

　近隣に新しい病院が開設され，患者がその病院に流出すると，自病院の患者が激減し経営危機が生じます。また，新しく開設した病院に職員が転職すると，自病院は入院基本料取得要件を満たすことが困難となり経営リスクが生じます。

　この対策としては，参入障壁について考える必要があります。例えば，都心の一等地に病院建設を行うことを考えると土地購入にあたり莫大な資金が必要となるため，かなり困難な状況が推測されます。これは参入障壁が高いという例です。逆に，地域的に人口増加が見られるエリアについて，土地の値段が格安ということであれば，参入障壁が低くなり，要注意ということになります。

　また，介護福祉施設の建設に当たっては，都道府県の認可が必要になり，医療整備計画に沿って必要数のみ認められることになりますが，サービス付き高齢者向け住宅の場合は，株式会社となるため認可のハードルは低く，実現の可能性が高くなります。裏を返せば，競合が多いということになるわけです。

代替品，サービスの脅威→医療サービスに代わるもの
①医療サービスに代わるものは何か？
②代替品は自病院にとってどのような力を持っているか？

> 分析のポイント

　病院に代わる機能を持つものは何かを調査する必要があります。
　例えば，白内障の手術は，病院ではなくても眼科クリニックで対応できます。また，医療療養病床の医療度が低い患者は，介護老人福祉施設や介護老人保健施設でも受け入れることができます。このような代替機能を持つ医療・介護・福祉サービスは，病院の医療サービスにとって脅威となります。

＊**すみわけ**：競合関係にある業者がそれぞれの特徴を生かす（機能分化）ことで競争を回避し，共存すること。

サプライヤー（供給業者）の交渉力
①売り手は誰か？　自病院にとってどのような力を持っているか？
②サプライヤーの力は大きくないか？

分析のポイント

　サプライヤーの力が大きくなると，コストが上昇し収益が低下します。医療機器や医療材料が特殊で限られている場合やサプライヤーが少ない場合などはサプライヤーの力が強くなり，その結果，病院はサプライヤーに支配されることになります。

　例えば，インフルエンザや疥癬の治療薬などは，種類が少なく，特定の製薬会社に依存することになるため，製薬会社主導の取り引きとなってしまいます。また，内視鏡のカメラや人工呼吸器などの高度医療機器のように，サプライヤーの数が少ないと，サプライヤー同士の競争が緩やかになり値段が高額になりやすい状態となります。

病院を取り巻く内部環境を分析する

1）SWOT分析で考える

　SWOT分析は，自病院のStrength（強み）とWeakness（弱み），市場のOpportunity（機会）とThreats（脅威）という点から環境分析を行います。4つの頭文字からSWOTと言います。複雑な環境下で先が読めない時や環境を整理して戦略を見極める時に使用するもので，**強みを生かして弱みを補強し，チャンスをとらえて脅威に備える**という視点で分析を行います。

　例えば，戦国時代のような厳しい時代を生き抜くために，統治者は「強みである兵力や隣国から攻められにくい地形を生かし，チャンスと見れば戦いに挑み，また弱みを補強するために隣国を併合し，そして敵国からの襲撃に備え，さらに兵力を増強する」という凄まじい攻防を繰り広げていました。現在の医療界においても同じことが言え，そのイメージで考える必要があります。なお，SWOT分析のみで分析する場合もありますが，それに加えてバリューチェーン（価値連鎖）の手法を使用することもあります。

強み

　自病院の強み（コンピタンス）としての売りや得意とするもの，優れた条件などを考えます。特定行為の研修を受けた看護師や専門性の高い医師がいるなどのヒトの強み，ダ・ヴィンチなどロボットを導入して難易度の高い手術ができるモノの強み，収益性の高い医療を展開している，病床利用率が高いなどのカネの強み，AIやICTなどの情報化が進んでいるなどの情報の強みといったヒト・モノ・カネ・情報の面から資源を分析すると分かりやすいでしょう。

弱み
　他病院と比較して劣っているところを考えると分かりやすいです。これも強みと同様に自病院の資源をヒト・モノ・カネ・情報の視点で分析します。

機会
　医療界の状況をマクロの視点（政治，経済，社会，技術などの視点）で観察した時，将来チャンスとなり得るものは何かを把握します。それに加えて，競合の動きを勘案してチャンスがあるかどうか見ていきます。

脅威
　自病院が置かれている環境の中で，将来脅威になるものは何かを考えます。これも機会と同様に，医療界の状況をマクロの視点で観察した時，将来脅威となり得るものは何かを把握します。それに加えて，ファイブフォーシス（5つの力）で分析した競合の動きが自病院の脅威になるかどうかを見ていきます。

2) SWOTクロス分析で考える

　SWOT分析で明らかにした強み・弱み・機会・脅威をクロスし，次の4つの視点で戦略を考えます。

①強みを生かして機会をとらえる　⇒　積極的戦略
②強みを生かして脅威に備える　⇒　差別化戦略
③弱みを克服して機会をとらえる　⇒　弱み克服策
④弱みを克服して脅威に備える　⇒　最悪事態回避策・撤退

●ケース分析Ⅰ： SWOT分析・クロスSWOT分析の実際

事例を基にSWOT分析を行ってみましょう。

事例

　A病院は，B県の北部にある地域密着型で開業医からの紹介患者が多い，病床数300床の複合病院（ケアミックス）である。もともとは高齢者を対象とした病院として開設されたが，現在は地域における総合病院として定着し，在宅からターミナルまで幅広い医療を行っている。一昨年には回復期リハビリテーション病棟を開設し，昨年は救急外来を立ち上げて機能をさらに拡充しているが，特に目玉となる診療科目はない。

　全職員数は300人で，そのうち看護職員数は200人である。24時間保育やフレックスタイム制などを取り入れ，職員のワークライフバランスに配慮した職場を目指している。立地条件としては，最寄り駅からは遠い上，交通の便も悪い。敷地も限られている。

　資金繰りは悪くないが，内部留保は多くない。また，500床規模の2つの病院の中間にあり，さらに2年後に2km圏内に500床規模の超急性期病院が建設予定である。

ステップⅠ　SWOT分析

①病院の強みは何か
- ケアミックスを生かしながら，患者家族のニーズに応じた急性期から介護までの医療の場を提供している。
- 24時間対応の保育所やフレックスタイムなど，働きやすい環境を提供している（職員が定着している）。
- 地域医療に貢献してきた実績があり，紹介患者が多い。

②病院の弱みは何か
- 売りとする診療科目がない。
- 立地条件が悪い。最寄り駅からは遠く，交通の便も悪い。
- 500床規模の2つの病院に挟まれており，競争が激しい。
- 敷地が狭く，病院をさらに増床することは困難であるため，多角化が図れない。

③市場にはどのような機会があるか
- 人口の高齢化が進んでいる（人工股関節手術などには追い風）。
- 地域包括ケアシステムが進んでいる。
- AIやICTなどの情報技術や再生医療の技術が進歩している。
- 特定行為研修を修了した看護師の活躍が期待されている。
- 診療報酬の改定がある。
- 地域医療構想による機能分化が進んでいる。

ステップⅠ　SWOT分析

	強み	弱み
内部環境		
	機会	脅威
外部環境		

▶▶解答例はP.233に掲載

④市場にはどのような脅威があるか

- 2km圏内に新病院の建設が予定されており，患者流出の危険がある。また，職員も流出の危険がある。
- 人口の高齢化により生産年齢人口が減っている。
- 認知症患者が増加している。

ステップⅡ　クロスSWOT分析

次に，外部環境を把握した上で自組織の内部環境を生かす戦略を考えます。

①強みを生かして機会をとらえる：積極的戦略

- 地域に貢献してきた実績を生かし，地域医療としてのトータルヘルスケアを売りにする。ネーミングは「ゆりかごから看取りまでの安心できる医療」とする。

②強みを生かして脅威に対処する：差別化戦略

- 2km圏内に競合病院の建設が予定されているので，ホスピタリティを強化し，患者満足度を高め，病院のロイヤリティーを強化する。
- 24時間保育を学童まで広げて子育てがしやすい環境を提供し，競合病院の建設による職員の流出に備える。

③弱みを克服して機会をとらえる：弱み克服策

- 予防医療としての検診部門を強化し，売りにする。シティホテルとタイアップし，「検診と癒しの空間の提供」を行う。

④弱みを克服して脅威に対処する：最悪事態回避策・撤退

- 人材育成に力を入れ，認定・専門看護師の資格取得，大学・大学院への進学を目指す職員には資金援助などを行い，魅力ある職場とする。

ステップⅡ　クロスSWOT分析

S（強み）×O（機会）　➡　攻め	S（強み）×T（脅威）　➡　応用
W（弱み）×O（機会）　➡　連携	W（弱み）×T（脅威）　➡　逃げ切る

▶▶解答例はP.233に掲載

・職員の自己実現を支援すると共に病院組織の活性化を図り，職員の定着につなげる。

　これらの戦略の中で重要で緊急であることを考え，戦略を決定していきます。その方法には二次元展開法があります。

学習の要点

① S（強み）とW（弱み）は内部環境，O（機会）とT（脅威）は外部環境であることを意識する。

② 先にO（機会）とT（脅威）を分析し，マクロと競合の動きを把握する。次にS（強み）とW（弱み）を分析すると環境分析が理解しやすくなる。

③ S（強み）×O（機会）は攻めであるので，追い風を利用して自組織の強みを強化する戦略を考えるとよい。

④ S（強み）×T（脅威）は，強みはあるが脅威が阻止している状態なので，応用展開を考えるとよい。事例では，職員が定着していることは強みであるが，競合病院の建設がそれを阻止しようとしているので，24時間保育を学童まで広げることで脅威に対抗しようとしている。

　狂牛病の世界的に流行により牛肉が風評被害を受け売れなくなった時，鶏肉によるヘルシーなすき焼きを提供するなど，応用を考えるイメージである。

⑤ W（弱み）×O（機会）は，チャンスがあるのに弱みが邪魔している状態なので，連携などで弱みを補うことを考えるとよい。

　事例では，予防医療という追い風に対し，売りがないという弱みをシティホテルとタイアップすることにより克服していくという戦略を考えている。

⑥ W（弱み）×T（脅威）は，弱みと脅威が一度に来ている状態なので，最悪の事態にならないように考えるとよい。場合によると撤退もあり得る。逃げ切る戦略と考える。

戦略のフレームワークを使って自組織の戦略に生かす

　ここでは，主な戦略のフレームワークを学び，戦略策定に生かせるようにします。前述したように，戦略には成長戦略と競争戦略があります。

1) 成長戦略

　戦略の根幹を成す戦略です。前述したように，病院にとって大命題と言われるものは，ゴーイングコンサーン（組織の存続）でした。病院の存続なくして，良い医療の提供も地域の貢献も果たすことはできません。停滞や現状維持は衰退につながるため，どの成長戦略を取るかが重要です。

　成長戦略には，経営学者イゴール・アンゾフによって提唱された市場浸透戦略，市場開発戦略，製品開発戦略，多角化戦略の4つがあります[2]。アンゾフは，近代の経営戦略の父と呼ばれ，『競争優位の戦略』の著者のマイケル・ポーターや『コア・コンピタンス経営)』の著者のゲイリー・ハメルにも影響を与えたと言われる経営学の世界では知らない人のいないほど有名な人物です。「戦略は組織に従う」という言葉を残しています。1965年に刊行された『企業戦略論』は有名です。アンゾフはこの中で，事業の成長を「製品」と「市場」の2軸に分け，その2軸をさらに「既存」と「新規」に分けて組織の成長戦略を表現しました。「アンゾフのマトリックス」や「製品・市場マトリックス」などとも呼ばれます。そして，**表3**の4つの成長の可能性があると述べています。

アンゾフの成長戦略の特徴

　アンゾフの成長戦略は，組織の成長の可能性をとらえている点が特徴です。つまり，組織が今いる市場に留まるべきか，それとも新しい市場を開拓すべきであるのかという成長戦略の展望を考えることができます。製品（サービス）は必ず衰退すると考えるならば，常に新市場の開拓が必要であると言えます。病院においては，病院のみの

表3：アンゾフの成長戦略

縦軸：《市場》→既存市場と新規市場

横軸：《サービス（製品）》→既存サービス（製品）と新規サービス（製品）

①**市場浸透戦略**：今の市場で製品（サービス）を継続展開
　　　　　　　　→既存の市場×既存の製品（サービス）

②**市場開拓戦略**：新しい市場で今の製品（サービス）を展開
　　　　　　　　→新規の市場×既存の製品（サービス）

③**製品（サービス）開発戦略**：新しい製品（サービス）を開発し，既存の市場で展開
　　　　　　　　→既存の市場×新規の製品（サービス）

④**多角化戦略**：新しい市場で新しい製品（サービス）を展開する
　　　　　　　　→新規の市場×新規の製品

経営でなく新たに介護市場を開拓する，あるいは，これからの生産年齢人口の減少に備えて労働力を確保するため，人材バンクなどの会社や医療系大学の経営に乗り出すなど新市場を開拓するといったことが必要と考えられます（**表4**）。まさにアンゾフの成長戦略を考えると分かりやすくなります。

2）競争戦略

競争戦略には，競争優位になる戦略と競争地位優位の戦略があります。

競争優位になる戦略

競争優位になる戦略には，コストリーダーシップ戦略，差別化戦略，集中戦略の3つがあります。自組織の置かれている状況により，適切なものを選択します。

コストリーダーシップ戦略

顧客を獲得するために，競合病院よりも安い費用で医療を提供することやスケールメリットにより収益を上げ，自組織のシェアを拡大する戦略です。ただし，攻撃的な価格戦略が必要になります。例えばソフトバンクは，豊富な資金力を背景に家族割引や学生割引などにより顧客の囲い込みに成功しました。

医療界においては，診療報酬が既に決まっていますので，価格戦略の活用は，自費診療の分野に制約されます。例えば，インフルエンザの予防注射の値段を競合病院よりも安くすることにより，多くの患者を獲得するといった方法です。

医薬品や衛生材料のコスト削減を図る戦略もあります。グループ病院内で一括納入することにより購入単価を下げるといった方法です。

表4：製品（サービス）市場マトリックス

		医療サービス	
		既存医療サービス	新医療サービス
医療市場	既存市場	**市場浸透戦略** 既存医療市場での地位の獲得 〈今の市場で製品（サービス）を継続展開〉	**製品（サービス）開発戦略** 既存医療市場での新医療サービス 〈新しい市場で今の製品（サービス）を展開〉
	新市場	**市場開拓戦略** 既存医療サービスでの新医療市場の開拓 〈新しい製品（サービス）を開発し，既存の市場で展開〉	**多角化戦略** 新医療サービスを新医療市場に投入 〈新しい市場で新しい製品（サービス）を展開する〉

内藤洋介監修，日沖健：ストラテジー・エッセンス，P.57，産業能率大学，2004.を基に筆者作成

差別化戦略

　医療界においては，他病院がしない，またはしていないと思われることをすることで自病院独自の価値をアピールする戦略です。例えば，臓器移植，不妊治療などの高度医療技術やホスピタリティなどの顧客サービスの差別化などがあります。

　差別化戦略が成功すると，病院としてのブランドイメージが確立し，参入障壁が形成され，経営がより強固なものになります。

集中戦略

　特定の医療または地域などに資源を集中的に投下することで，効率良く収益を上げる戦略です。特に限られた資源で収益を上げなければならない時に行われる戦略です。

競争地位優位の戦略

　フィリップ・コトラーは，競争ポジションをリーダー，チャレンジャー，ニッチャー，フォロワーの4つに分類し，そのポジションにより戦略が異なると述べています[3]。

　自病院の置かれている状況や持っている資金などにより，適した戦略を選択する必要があります（**表5**）。

リーダーの戦略

　業界内のリーダー的存在であり，市場シェアを独占し，価格を決定するパワーや技術革新などにおいてもリーダー的パワーを行使します。

　医療界では，最大のシェアを持っている病院グループであり，医療界をリードする立場にあります。自組織の経営資源の質や量を武器に新しい患者の開拓や新しい医療サービスの発見，リピーターを増やすための方策を取り，医療総市場のシェアの維持または拡大を図ります。そして，市場シェアを獲得するために赤字覚悟で多額の初期投資をします。資本力，スケールメリットにより医療動向へのリーダーシップおよびコスト政策を展開します。

【アクションプラン】
① 市場の最大シェアを持っているため，規模の経済や経験曲線効果により収益を得ることが可能となる。
② トップシェア維持と市場拡大がリーダーの戦略目標となる。
③ 競合他社との低価格競争になると利益損失になるため，製品（サービス）の高品質化を維持する戦略を取る。
④ あらゆる分野において競合他社と対抗できるようにする。
⑤ 競合他社の差別化した製品（サービス）を模倣した製品（サービス）を出すことにより，優位性を勝ち取る（同質化戦略）。

表5：競争地位優位の戦略

ポジション	目的	戦略の特徴
リーダー	・トップシェアを維持する ・市場を拡大する	・高品質サービスの維持 ・チャレンジャーのサービスの同質化戦略
チャレンジャー	・リーダーの地位を獲得する ・シェアを拡大する	・リーダーとの差別化 ・資金の蓄財 ・ニッチャーやフォロワー病院の買収
ニッチャー	・特定医療分野におけるリーダーとなる	・独自の技術，ブランド ・規模は小さい ・隙間の医療－専門性の追求 ・大病院が関心を持たない分野で特化 ・集中化 　例：認知症病棟，ホスピス，整形特化病院
フォロワー	・将来ニッチャーかチャレンジャーの地位を獲得する	・リーダーやニッチャーの模倣 ・リーダーにつき，患者紹介依頼

チャレンジャーの戦略

　チャレンジャーの目標は，リーダーのシェアに追いつくことです。チャレンジャーはリーダーを模倣してもリーダーに追いつくことができないため，徹底的に差別化を図ります。

　医療界では，リーダーより規模の小さい第2位，第3位の組織がリーダーのポジションを狙う場合，医療市場を拡大して収益性を高めるために，リーダーを攻撃したり，力が低迷している病院のシェアを奪ったりするなどの方法を取ります。

【アクションプラン】
①業界第2位，第3位のシェアを持ち，リーダーの地位を脅かそうとする組織。
②リーダーに対抗する市場シェアの拡大を狙う。
③リーダーが強化していない分野を強化してリーダーのシェアを奪う。
④自組織より力の弱い競合他社を攻撃してシェアを拡大する。
⑤リーダーとの差別化を図りシェアを拡大する。

ニッチャーの戦略

　ニッチャーとは隙間（niche）から発生した言葉で，ターゲットをリーダーやチャレンジャーが攻めにくい，あるいは自組織が得意とする領域に限定し，その領域でリーダー的存在を目指します。その隙間市場のニーズにうまく対応することで，高収益を上げることができます。

　医療界では，特定の医療を対象として，より専門的な患者に対応するためのサービスを開発する戦略がこれに相当します。利益ができるだけ大きい，潜在成長性がある，大病院があまり関心を持っていないなどの特性があることが理想です。例えば，認知症の病院に特化した場合，認知症患者に対するノウハウを獲得することにより専門的医療が展開できます。

【アクションプラン】
①量的経営資源がリーダーに比較し劣っている。
②規模は大きくないが，独自の技術やブランド，仕組みなどのコンピタンスがあり，特定市場におけるリーダーを目指している。
③リーダーやチャレンジャーなどが進出してもスケールメリットによる収益性を確保できないような狭い分野に特化し，事業を展開し独占的地位を築く。
④隙間市場でのリーダーとなり，顧客のニーズに対応し高収益の獲得やブランドイメージの確立を図る。

フォロワーの戦略

　リーダーの2番手につき，リーダーのすることを模倣します。

　医療界では，リーダーはITや高度医療のため多額の資金を要するのに対し，フォロワーは模倣ですから資金が少なくて済みます。また，医療を必要としている患者をリーダーから紹介してもらうなどの連携を取りながら共存することもできます。

【アクションプラン】
①量的にも質的経営資源にも恵まれず，業界内での地位も確立していない。
②既存の顧客を維持する。
③リーダー企業の製品を模倣する低価格戦略：リーダーの報復に注意しながら模倣製品を安く売る。
④リーダーが興味を持たない市場に参入する。
⑤チャレンジャーの攻撃に備え，コストを下げて利益を確保する（サービスなどを模倣して安く提供するため合理化が必要）。
⑥将来はニッチャーかチャレンジャーの地位を目指す。

●ケース分析Ⅱ： 経営戦略の実際

　ケース分析Ⅰ（P.72）の事例において経営戦略をどのように策定するかを考えてみましょう。

設問1　A病院は，自組織が競争優位に立つためにどのような戦略を取るべきか？

設問2　A病院は，どのような戦略のポジションを取るべきか？

▶▶解答例はP.233に掲載

④ これからの戦略「ブルーオーシャン戦略」

　ここまで戦略について書きましたが，戦略とは競争することだと思った読者もいらっしゃるのではないでしょうか。そのように感じるのは，ごもっともと思います。私自身は競争が苦手なので，もっと自由に悠々とできないだろうかとも思っています。

　W・チャン・キムとレネ・モボルニュ（共にフランスのビジネススクールINSEADの教授）は，ビジネスにおける市場空間を「オーシャン（海）」に例え，すでに境界線が引かれてあるような既存の市場空間を「レッドオーシャン」，これまでに開拓されていなかった市場空間を「ブルーオーシャン」と呼んでいます。

　いったん競争を始めるとお互いに消耗戦になってしまいます。中国では，ハンバーガーチェーン同士の凄惨な戦いが繰り広げられ，お互いに価格競争で利益の得られない戦いを行ったと聞いています。このような競争が激しいゼロサムゲーム*が繰り広げられる市場を「レッドオーシャン」，競争のない市場を「ブルーオーシャン」と呼びます。

　ブルーオーシャン戦略とは，既存の市場で戦うのではなく，新大陸のような**未知の市場を探し当てる戦略**です。未知の市場を目指すということは目の前の敵を相手にしないということで，**競争自体を無意味にする戦略**と言われています。

　ネット銀行やネット証券，眼鏡の低価格化，医療界では後発薬品市場など，最近注目を浴びてきたものは実はブルーオーシャン戦略だったとも言えます。つまり，他社が気にかけていなかったものが成功していると言えるのです。

ブルーオーシャンを切り開いたシルク・ドゥ・ソレイユ

　斜陽だったサーカス業界を回復させたのは，カナダのパフォーマンス集団シルク・ドゥ・ソレイユでした。このころのサーカス業界は次の3つの問題がありました。
①客を集める花形パフォーマーに人気が集中してコストが高騰
②子ども向けのエンターテイメントが無数に提供され，観客数が減少
③動物愛護団体がサーカスに反発

　シルク・ドゥ・ソレイユは，こうした問題を克服するため，従来の市場で戦うのをやめ，次のような今までと違う価値を提供しました。
①既存のサーカスでは出し物同士の間に関係性がなかったところに「ストーリー性」を導入。

---

*ゼロサムゲーム：一方が利益を得るともう一方は同じだけ損をし，全体としてはプラスマイナスゼロになることを言う。

②これまで安かったチケットを演劇と同じ水準，従来のサーカスの数倍に設定。

これがシルク・ドゥ・ソレイユの取ったブルーオーシャン戦略です。

ブルーオーシャン戦略のバリュー・イノベーションの特徴

ブルー・オーシャン戦略の特徴とも言える**バリュー・イノベーション**とは，コストを下げながら，同時に買い手にとっての価値を高めることで，企業と買い手双方にとっての価値が飛躍的に高まった状態のことです。この差別化と低コスト化の両方を同時に狙うところにこの戦略の特徴があります。

シルク・ドゥ・ソレイユの例では，ストーリー性の導入やテントなどの設備の刷新などで買い手の価値を高める一方，費用のかかるサーカス界のスターに頼らないショーを行うことでコストカットをしました。この差別化と低コストの追及によりバリュー・イノベーションを実現したのです。

ブルーオーシャン戦略の進め方

1）戦略キャンバスを描く

まず，競合他社がどこに投資をし，顧客がどのようなメリットを享受しているかが分かるようにグラフに表示します（戦略キャンバス）（**図2**）。これを価値曲線と呼んでいます。

①横軸に「業界の競争要因（＝顧客から見た価値）」，縦軸に各要因に対して評価の度合い（顧客がどの程度のレベルを享受しているか）を表します。高スコアであるほど，企業がその要因に力を入れていることを意味します。

②既存の市場空間について現状を把握します。競合他社が何に投資しているか，何を売りにしているのか，顧客はどのようなメリットを享受しているのかを調べます。

シルク・ドゥ・ソレイユの例を挙げると，横軸が「価格」や「花形パフォーマー」「館内販売」など業界や市場の指標，縦軸が各指標の達成度の高低となります。

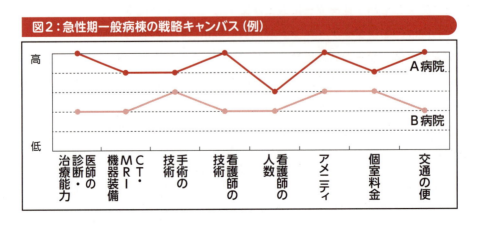

2）4つのアクション（ERRCグリッド）で事業展開を考える

　戦略キャンバスを描いた後に，どのように展開していくかを考える「4つのアクション」を表示します。4つのアクションは，ブルーオーシャン戦略のための差別化と低コストを同時に追及するための4つの問いから成ります。これをERRCグリッドと言います。

①取り除く（eliminate）：業界常識のうち，取り除くべきものは何か？
②大胆に減らす（reduce）：業界標準と比べて思いきり減らすべき要素は何か？
③大胆に増やす（raise）：業界標準と比べて大胆に増やすべき要素は何か？
④付け加える（create）：業界で提供されていない付け加えるべき要素は何か？

3）6つのパスで魅力的な市場を見つける

　ブルーオーシャン戦略では，市場を新しく定義し新市場を生み出すために「魅力的な市場を見つける6つのパス」を提示しています。

①代替産業に学ぶ
　ある航空会社は，自動車並みのコストでフライトを提供し，人気を得ています。

②業界内のほかの戦略グループから学ぶ
　あるフィットネスクラブは，これまでのフィットネスクラブの魅力的な点「通うことへの強制力」と家庭用の運動プログラムの「安価で手軽」といった特徴を融合して成功しました。

③買い手グループに目を向ける
　ある製薬会社は，医師ではなく糖尿病患者への利便性に注目して，ペン型インスリン注入器を開発し成功しました。

④補完財や補完サービスを見渡す
　ある家電メーカーは，茶葉フィルター付きやかんを発売し成功しました。

⑤機能志向と感性志向を切り替える
　ある腕時計メーカーは，機能志向から感性志向のファッションを取り入れ，人気となっています。

⑥将来を見通す
　あるパソコンメーカーは，音楽の無料ダウンロードが流行することに先駆けてツールを開発しました。

　　　　　　　　　　　　　　＊　＊　＊

　最近の医療界は，他病院の模倣が多いようにも思えます。二番煎じになると，利益が少なくなると共に，競合との戦いに参加しなければならなくなる事態を招きます。このような時こそ，ブルーオーシャン戦略を考えてもよいのではないでしょうか。

引用・参考文献
1）P.F.ドラッカー著，上田惇生訳：[新訳]新しい現実―政治，経済，ビジネス，社会，世界観はどう変わるか，ダイヤモンド社，2004.
2）Ansoff, H. I.（1957）. Strategies for diversification. Harvard Business Review, 35（5）, pp.113-124.
3）フィリップ・コトラー著，小坂恕他訳：コトラー マーケティング・マネジメント―競争的戦略時代の発想と展開，プレジデント社，1983.
4）内藤洋介監修，日沖健也：ストラテジー・エッセンス，P.57，産業能率大学，2004.

●演習問題Ⅰ： 経営戦略

空欄を埋めましょう。

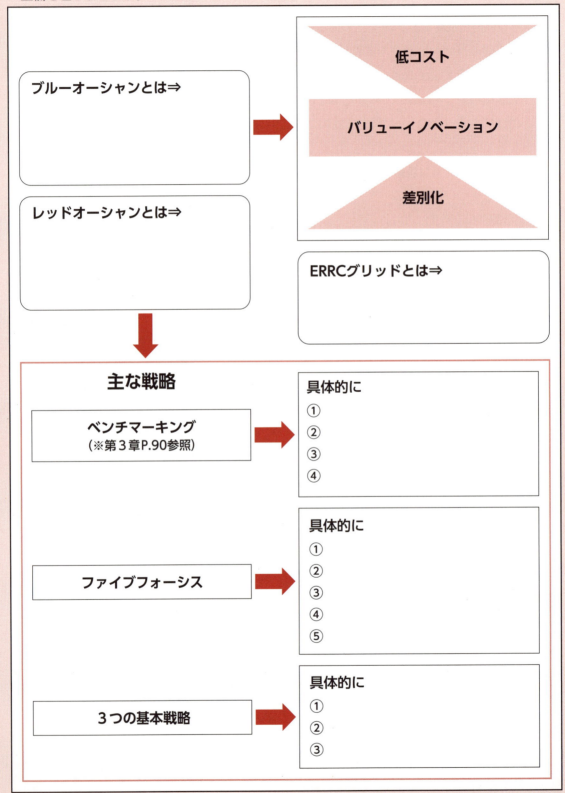

▶▶解答例はP.234に掲載

トップマネジャーのスキルを学ぶ マーケティング戦略

第3章

医療において患者満足度は、ホスピタリティそのものであり、マーケティングのコンセプトです。
本章では、マーケティング戦略の基本を学びます。

1 マーケティングとは？

　医療界のマーケティングにおいて最も重要なことは，顧客である患者中心に考えているかどうかということです。患者満足度はホスピタリティそのものであり，マーケティングのコンセプトです。患者の信頼を勝ち取ればライフタイム・バリュー（顧客価値）が増し，将来はロイヤリティの高い患者となります。

　ところで，一般的なマーケティングのイメージはどのようなものがあるでしょうか？　「市場調査」や「販売」といった意味合いが強いのではありませんか？　まずは，マーケティングの定義を理解することから始めましょう。

ドラッカーのマーケティングの定義

　ドラッカーは，顧客を創造し続けるために，企業は**マーケティング**と**イノベーション**の機能を持つべきであり，**顧客のニーズにぴったり合うものを提供し，ひとりでに売れてしまうようにすること**がマーケティングだと述べています。自著『創造する経営者』においては，「買わないことを選択できる第三者に，喜んで自らの購買力と交換してくれるものを提供する活動」とも述べています[1]。

　環境の変化が著しい昨今においては，顧客のニーズも目まぐるしく変化します。このニーズに対応することが組織のゴーイングコンサーンにおいて重要なことなのです。これがドラッカーの言うイノベーションです。顧客を創造し続けるためには，マーケティングとイノベーションの双方が必要であるという理由はここにあります。なお，マーケティングは単独で存在することはなく，経営マネジメントの一部として存在します。

フィリップ・コトラーのマーケティングの定義

　ドラッカーはマネジメントにおけるマーケティングの定義付けを行いました。
　フィリップ・コトラーは，マーケティングに焦点を当てマーケティングの定義を行っています。コトラーは，アメリカのシカゴ大学経済学部を卒業後，マサチューセッツ工科大学で経済学博士号を取得し，現在はアメリカのノースウェスタン大学ケロッグ経営大学のマーケティング名誉教授です。マーケティングを学ぶ人でコトラーの名前を知らない人はいないほど有名な人物です。

　また，コトラーの著書『コトラーのマーケティング・マネジメント　ミレニアム版』[2]は特に有名で，マーケティングのテキストとも言われています。そして，マーケティングの中心的領域であるマーケティングマネジメントについてコトラーは，「ター

> **表1：マーケティングの3つの意味**
>
> ● 企業と顧客の満足の達成を目的にする
> ● マーケティングの諸機能を戦略的に統合させる
> ● マーケティングの対象を「アイデア・財・サービス」とする

ゲット市場を選択し，優れた顧客を獲得し，維持し，育てていく技術および科学である」[3]と定義しています。

また，アメリカ・マーケティングの定義によると，「マーケティングとは，商品もしくはサービスを生産性から消費者もしくは使用者にまで流通させることに関する企業の経営活動の遂行を意味する」としています[4]。また，この定義によると，マーケティングには**表1**に示した3つの意味があるとされています。

これらの意味より，マーケティングと販売との違いについては，販売は「売りさばく」という意味合いが強いのに対し，マーケティングは顧客が持つニーズに応えるような商品またはサービスを創造することであると考えられます。

マーケティングの3つのステージ

では，医療におけるマーケティングとは何でしょうか。私は，医療サービスを受ける患者の視点でニーズとウオンツを十分に理解し，どのようなサービスを提供することで満足が得られるかを考え，サービスが売れる仕組みをつくることだと考えています。

また，マーケティングは交換という方法を用いて顧客を満足させる活動ですが，その活動は，そのステージによってニーズ，ウオンツ，ディマンズの3つに区分されます。

ニーズ：人間の生活において必要な充足状態が奪われている状態。

　例）のどが渇いているのでのどを潤すものがほしい

ウオンツ：そのニーズを満たすためのものが欲しいという状態。

　例）のどの渇きを満たすためジュースが飲みたい

ディマンズ：購入する経済力が備わった状態。

　例）○○コーラが飲みたいなど特定の商品を欲する状態

病院の場合，「おなかが痛い。この痛みから解放されたい」というのがニーズです。それに対して「病院で治療を受けたい」というのがウオンツで，さらに「○○病院で治療を受けたい」というのがディマンズです。

② マーケティング戦略とは

　戦略が冷静な頭脳であるとするならば，マーケティング戦略は皮膚感覚や嗅覚に相当するいわゆるセンスのような部分です。次のようなことをイメージしてみると分かりやすいでしょう。

> **代官山のレストランで…**
> ●レストランのロケーション
> 　　先日私は，代官山近くのレストランで食事をしました。そのレストランは，大使館が立ち並ぶ通りの一角にあり，店の外でも通りに向かって座って軽食ができるようになっています。欧米の映画に出てきそうな雰囲気です。
> ●私が食事をしながら考えたのは…
> 「ここに来ている人たちのバックグラウンドは何だろうか」
> 「何歳ぐらいの人が来ているのだろうか」
> 「女性客が多いのだろうか，男性客が多いのだろうか」
> 「ここに来ている人たちは，何を求めに来ているだろうか」
> 「ベネフィット*は何だろうか」「満足して帰っているのだろうか」
> 「価格の設定はどうだろうか」

　どうですか？　これがマーケティング戦略の入り口です。
　このように，マーケティングとは，そこに行ったら何かいいことがあるような，目に見えないひき付けられる少し"ウキウキ"あるいは"ワクワク"するようなものです。マーケティングは物を売ると言うより，価値（バリュー）を売る行為と考えた方がよいでしょう。
　少しイメージできたところで，マーケティング戦略のフレームワークについて学んでいきましょう。

マーケティング戦略の5つのステップ （図1）

　コトラーは，マーケティング戦略には「R→STP→MM→I→C」の5つのステップがあるとしています。

Step1 調査 (Research)
　最初のステップである「調査」は市場調査のことです。マーケティング戦略を策定

＊ベネフィット：利便・使益性のこと。

図1：マーケティング戦略：5つのステップ（R→STP→MM→I→C）

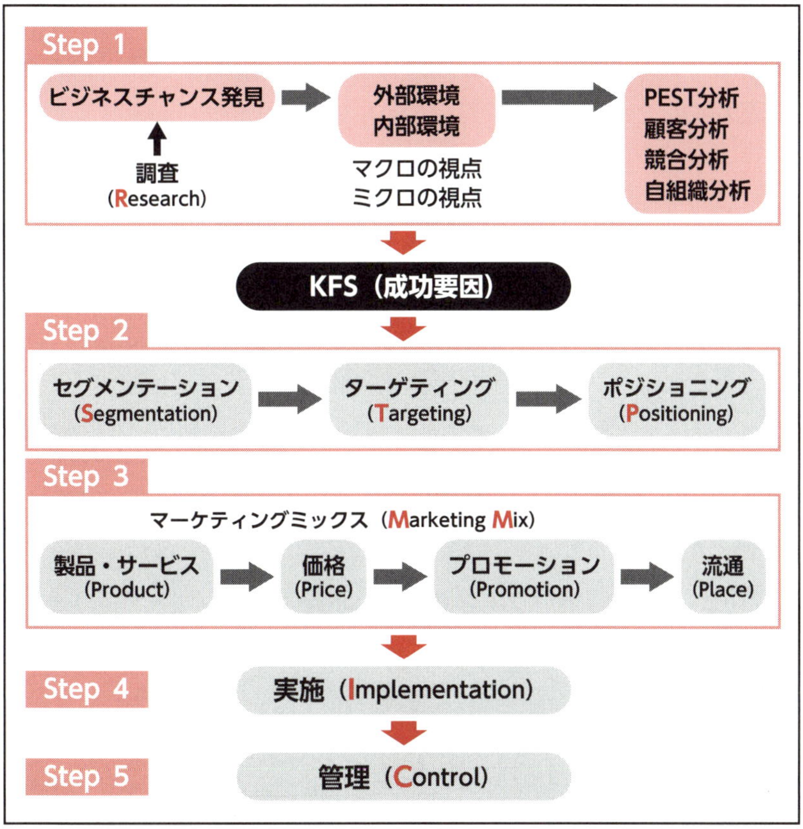

Step 1
- ビジネスチャンス発見 ← 調査（Research）
- → 外部環境／内部環境（マクロの視点／ミクロの視点）
- → PEST分析／顧客分析／競合分析／自組織分析

↓ KFS（成功要因）

Step 2
- セグメンテーション（Segmentation）→ ターゲティング（Targeting）→ ポジショニング（Positioning）

Step 3
- マーケティングミックス（Marketing Mix）
- 製品・サービス（Product）→ 価格（Price）→ プロモーション（Promotion）→ 流通（Place）

Step 4 実施（Implementation）

Step 5 管理（Control）

する際，調査は必須です。ビジネスチャンスを探索するための調査です。ビジネスチャンスを発見する方法には主に次の3つがあります。

問題抽出法：ビジネスチャンスの中で顧客の不満や製品やサービスの改善について調査する方法。

理想法：市場で製品やサービスが理想とする状態を考案し，その理想状態と現実のギャップからビジネスチャンスを探察する方法。

商品連鎖法：製品やサービスの入手または終了までのプロセスを洗い出し，市場機会を探る方法。

Step2　標的市場の選定

　調査を実施すると，不満やニーズを持っている顧客はいくつかのグループに分類できます（セグメンテーション〈Segmentation〉戦略）。その1つずつのグループにフォーカスしながら絞り込みを行い（ターゲティング〈Targeting〉戦略），そのグループが購入をしたくなるような魅力的な製品やサービスを開発します（ポジショニング〈Positioning〉戦略）。これが標的市場の選定（STP）です。

　市場に物がなかった時代は，作れば必ず売れました（この時代を「マス・マーケティング」と言います）。しかし，物があり余り，人々の価値観も多様化している現代においては，製品やサービスを供給しても必ずしも売れるとは限りません。そこで考え出されたのが，「標的市場」です。

セグメンテーション戦略

　調査の結果を基に，共通のニーズを持っている顧客をいくつかのグループに分類します。これがセグメンテーションです。具体的に言うと，既存顧客や潜在顧客群をその属性や行動様式などから分類し，特定の市場規模の単位まで分割することです。

　セグメンテーションの条件は，次の4つです。

測定可能性：セグメントされた市場の規模と購買力が容易に測定できること。
到達可能性：セグメントされた市場に対して，効果的なマーケティング活動ができること。
維持可能性：得られたセグメントが十分な規模を持ち，十分な利益が上げられること。
実行可能性：得られたセグメントが現実的で，実行できるかということ。

ターゲティング戦略

　限られた資源で最大の効果を上げるためにセグメンテーション戦略で分類したセグメントの中から，市場の規模や自組織の強みとマッチングするかどうかを検討し，自組織にとって有利と考えられるセグメントを抽出します。これが「ターゲティング」です。

　医療の分野で言えば，自組織の医療サービスが最も優位に保てるセグメントを選択するということです。

ポジショニング戦略

　ターゲティング戦略の後で，さらに顧客から選ばれる製品やサービスを提供するために，顧客のニーズに合った製品やサービスの位置づけを行います。つまり，自組織の製品やサービスが競合する製品やサービスよりも魅力的であることを顧客に認知させるための活動で，これを「ポジショニング」と言います。

　医療の分野で考えてみましょう。

　ある回復期リハビリテーション病院が年収1,000万円以上の富裕層をターゲットに設定したと仮定します。富裕層がターゲットですから，提供する医療サービスはかなり充実したものが考えられます。アメニティでは，デラックスなベッドや調度品，いつでも入浴できるスペースやちょっとした料理ができる調理スペースなども用意しましょう。医療サービスとしては，リハビリテーションは診療報酬の上限の9単位となるプログラムにします。当然，個室の料金も高めに設定します。つまり，質の高い医療と快適な入院生活を提供するリハビリ病院というブランドイメージをつくっていくことがポジショニング戦略となります。

Step3 マーケティング・ミックス (Marketing Mix)

　ポジショニング戦略の後は，「何を」「いくらで」「どこで」「どうやって」売るかを考えます。この4つを組み合わせて考えることをマーケティング・ミックスと言います。

　医療分野におけるマーケティング・ミックスのポイントは次のとおりです。

・患者・利用者の目線で考える
・他院・他施設はどのようにしているかベンチマーク*する
・規制が厳しい医療・介護業界の特殊性を理解して動く

---

　*ベンチマーク：他社の優れた業務手法を分析し，自社に活用すること。

表2：マーケティング・ミックスの例

4P	戦略	内容	具体例
製品 (Product)	製品戦略	顧客にどのような医療サービスを提供するか	・超急性期医療 ・慢性期医療 ・緩和ケア ・ホスピス
価格（Price）	価格戦略	医療費をどう設定するか	・1日当たりの入院費は？ ・外来治療費はいくらか？
プロモーション (Promotion)	プロモーション戦略	医療やサービスをどのような方法で認知してもらうか	・ホームページ ・携帯電話
流通（Place）	販売チャネル戦略	どのような医療提供の場所で患者や利用者に届けるか	・在宅で提供か？ ・施設で提供か？ ・病院で提供か？

- 自組織の経営理念と提供する医療や福祉サービスのコンセプトがマッチしているか考える
- ターゲットとする患者・利用者のいる市場と広告媒体が合っているかをチェックする

マーケティング・ミックスの代表例は，売り手の視点から見た「4P」と買い手の視点から見た「4C」です。

4P

1960年代にアメリカのマーケティング学者のジェローム・マッカーシーが提唱した戦略です（**表2**）。

製品戦略（Product）：製品やサービスそのものに対しての戦略

まず，顧客のニーズに合った製品やサービスを開発することを目的に調査します。
- 顧客はどのような製品やサービスを求めているのか？
- （他組織についてベンチマークを行い，）どのような製品やサービスが売れているのか？
- 自組織はどのような製品やサービスを提供できるのか？
- 製品やサービスの企画はどうするか？
- どこから仕入れるか？

価格戦略（Price）：価格により利益を生み出し，商品のイメージを作り出す戦略

自組織で開発した製品やサービスをいくらで販売するのかを決めます。医療の分野では，診療報酬で決まっていないもの（自費扱いとなるサービス），例えば個室料や健康診断費用，ワクチン料金などが相当します。適正価格は決まっていませんので，顧客である患者が納得する料金を設定することが必要です。
- 競合他社と比較してサービス価格は魅力的か？
- 投入したコストに対して採算が取れる料金設定か？

流通戦略（Place）：どのような経路や手段を使って顧客に届けるかという戦略
- どのような場所で製品やサービスを提供するか？
- 競合他社はどのようにしているのか？
- 競合他社と差別できるか？

プロモーション戦略（Promotion）：製品やサービスをどのような方法で認知してもらうかという戦略

どのような媒体を使って認知してもらうかを考えます。
- サービスを求めている顧客にどのような方法で知らせるか？
- その媒体の費用対効果はどうか？
- 競合他社のプロモーション戦略はどうなっているか？
- 誰が，いつ，どのような方法で企画するのか？

4C

1990年代，アメリカの経済学者ロバート・ラウターボーンが顧客の視点から4Pを考え直したものが4Cです。これにより，誰に，どのような価値で，どのように提供するかが見えてきます。

顧客価値（Customer Value）：どのような価値が得られるか？

顧客コスト（Cost）：購入する時の料金や時間，手間，心理的負担はどのくらいか？

顧客利便性（Convenience）：購入するまでの手軽さや利便性はどうか？

顧客とのコミュニケーション（Communication）：製品やサービスの情報を得られやすいか？

Step4 実施（Implementation）

決定した戦略に基づき，以下のポイントに注意しながら実施します。
- 4Pの間の整合性やバランスを図る
- 4Pの相乗効果をねらう
- ブランド化して構築する
- 競合他社への対応をする
- ポジショニングを明確にして差別化を図る
- 実施の計画とスケジュール管理を行う

Step5 管理（Control）

「Plan（計画）」「Do（実行）」「Check（確認）」「Action（改善）」のPDCAサイクルを回しながら，修正，改善など微調整を行いながら実施していきます。

参考文献
1) P.F.ドラッカー著，上田惇生訳：【新訳】創造する経営者，ダイヤモンド社，1995.
2) フィリップ・コトラー著，恩蔵直人訳：コトラーのマーケティング・マネジメント ミレニアム版，ピアソン・エデュケーション，2001.
3) 鷲尾紀吉：マーケティング理論の発展とマーケティング・マネジメント論の展開，中央学院大学商経論叢，Vol.24, No.1, P.7．2009.
4) 那須幸雄：AMAによるマーケティングの新定義（2007年）についての一考察，立教大学国際学部紀要，Vol.19, No.2, P.96, 2009.
5) P.F.ドラッカー著，上田惇生訳：明日を支配するもの，ダイヤモンド社，1999.
6) P.F.ドラッカー著，野田一夫，村上恒夫監訳：マネジメント（上），ダイヤモンド社，1974.
7) フィリップ・コトラー，ケビン・レーン・ケラー著，恩蔵直人監修，月谷真紀訳：コトラー＆ケラーのマーケティング・マネジメント（第12版），ピアソン・エデュケーション，2008.
8) フィリップ・コトラー著，木村達也監訳，有賀裕子訳：コトラーのマーケティング講義，ダイヤモンド社，2004.
9) 伊藤康孝敬監修：マーケティングエッセンス，産業能率大学，2004.
10) 薄井和夫：現代のマーケティング戦略―初めて学ぶマーケティング戦略基礎編，大槻書店，2003.
11) 村田昭治：マーケティング・フィロソフィー，国元書房，1996.

●ケース分析Ⅲ： マーケティング戦略

あなたならどのようなマーケティング戦略を策定しますか？

300床の総合病院の健診部門の責任者であるあなたは，健診部門の成長率を上げることが課されています。健診部門の収益は，インフルエンザの予防注射が大きな割合を占めています。昨年は，2,000件のインフルエンザ予防接種を行い，200万円の利益がありました。今年は400万円の利益を目指しています。

インフルエンザ予防接種の原価は，1本当たり1,000円（変動費）で，その他のかかる費用は2,000円（固定費）です。また，今年の目標を達成するには4,000件以上実施することが必要です。

〈病院の背景〉
・電子化により会計は迅速。　　・老人福祉施設との連携は密でネットワークがある。
・競合病院の価格については調査中。　　・価格に敏感な地域である。

それでは，順に考えてみましょう。

外部環境

1) 市場の動向

【機会】高齢化が進み，高齢者に対しての予防接種の需要が高まっている。

【脅威】インフルエンザの流行が予測できないので，マスコミ報道などで需要が左右される。

外部環境		
	機会	脅威
市場の動向		
顧客のニーズ		
競合他社の動向		

▶▶解答例はP.234に掲載

内部環境	強み	弱み
医療サービス		
販路		

▶▶解答例はP.235に掲載

2) 顧客のニーズ
【機会】若年層へのインフルエンザ治療薬の副作用に対する不安から、予防接種への関心が高まっている。

【脅威】価格に敏感な地域であるため、口コミなどにより低価格で接種が受けられる病院に予防接種希望者が流出する可能性が大きい。

3) 競合の動向
【機会】競合病院は広報活動に力を入れていない。

【脅威】競合病院が低価格に設定するかもしれない。

内部環境

1) 医療サービス
【強み】電子化により会計は迅速である。

【弱み】健診部門のアメニティが充実していない。

2) 販路
【強み】老人福祉施設とのネットワークがある。

【弱み】健診部は企画力が弱い。

具体的戦略策定

1) 病院の方針
- 健診部門の成長率アップを図る。
- 地域におけるインフルエンザ予防接種のシェアを拡大し、目標を利益400万円、件数4,000件とする。

2) KFS (成功要因)
- 価格に敏感な地域であるため、価格戦略が鍵になる。
- インフルエンザ治療薬の副作用により、予防接種への関心が高まっている。需要の掘り起こしが重要である。
- 病院を訪れる時間がない層を対象に予防接種が可能な時間を設定する。

具体的戦略策定

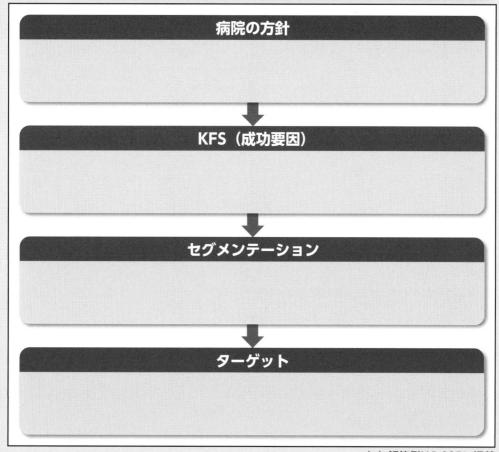

▶▶解答例はP.235に掲載

3) セグメンテーション戦略
・セグメントはエリアとする。

4) ターゲティング戦略
・高齢者　・受験生　・帰宅途中の会社員　・親子

5) ポジショニング戦略

留意事項

・競合病院はどこか？
・競合病院との差別化をどこで図るか？
・医療サービスのコンセプトは何か？

ポジショニングの実際

・縦軸を価格にする：価格に敏感な地域であるため、重要な要素となる。
・横軸をインフルエンザ予防接種に要する時間（受け付けから会計を終えて帰宅するまでの時間の長短）とする。

ポジショニングの決定

「低価格」かつ「短時間」とする

ポジショニング戦略

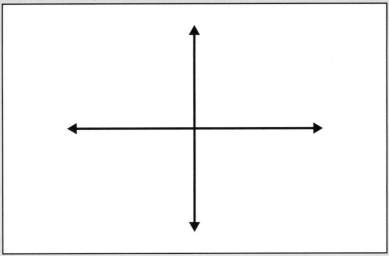

▶▶解答例はP.236に掲載

マーケティング・ミックス戦略

1) 製品戦略 (Product)

インフルエンザ予防接種に必要な時間を短縮する（ベネフィットは「時間の有効活用」）。

2) 価格戦略 (Price)

・顧客が高いと感じる価格，安いと感じる価格を調査する。
・競合病院の価格設定について動向を調べる。
・仕入れ原価，人件費，その他の雑費を考慮し，目標である利益400万円，件数4,000件を達成するための価格を算定する。

400万円÷4,000件＝1,000円【1本当たりの利益】
2,000円（固定費）＋1,000円（変動費）＋1,000円（利益）＝4,000円
4,000円×4,000件－3,000円×4,000件＝400万円
（売上）　（コスト）　（利益）

　昨年は，200万円の利益÷2,000件＝1,000円（1件当たりの利益）

　したがって，価格は昨年と同様に4,000円とする必要がある。この価格よりも安価に設定するためには，大量仕入れなどによる価格交渉が必要となる（原価を安くする）。

3) 流通戦略 (Place)

チャネルは病院の健診部が中心となって行う。

4) プロモーション戦略 (Promotion)

プロモーション戦略には，プッシュ戦略とプル戦略があるが，今回は特にプル戦略とし，ニーズを引き出す戦略とする。ポスターを使用し，健診相談会などのイベントを通じて販促活動を行う。また，学生割引や親子パック割引などの導入も考える。

マーケティング・ミックス戦略

製品戦略（Product）

↕

価格戦略（Price）

↕

流通戦略（Place）＋プロモーション戦略（Promotion）

▶▶解答例はP.236に掲載

マーケティング戦略のポイント
- 顧客は何を求めているかを知る
- 自院を分析し，売りを考える
- 自院のポジショニングを考える
- ライフタイムバリュー*→生涯顧客とするため仕組みを構築する

＊ライフタイムバリュー：1人の顧客が一生涯当たり企業にもたらす全体的価値のこと。

●演習問題Ⅱ： マーケティング戦略

空欄を埋めましょう。

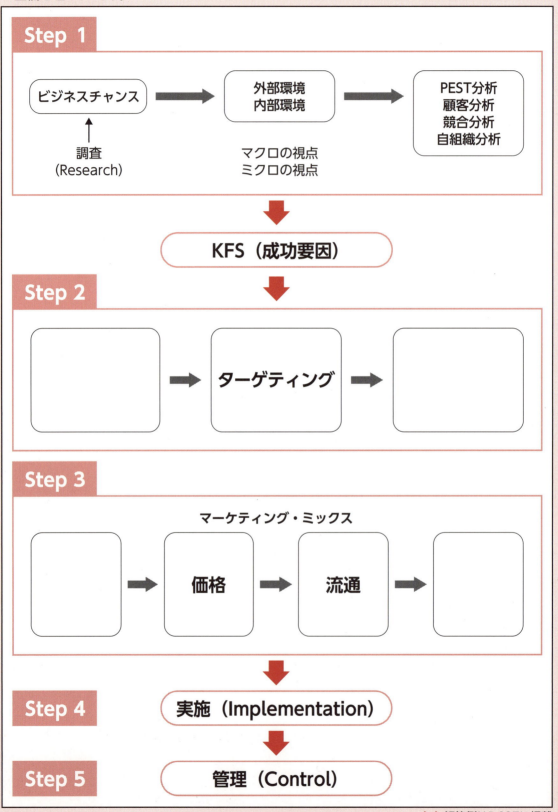

▶▶解答例はP.237に掲載

第4章

トップマネジャーのスキルを学ぶ
会計（アカウンティング）

　数字が苦手と言う人でも分かりやすいように，ストーリーから会計をイメージしていただきます。
　本章では，会計とは何か，原価計算の基礎，需要予測などを学びます。

① できるマネジャーは数字に強い！
会計とは

　国語辞典では，金銭の出入りや管理を「会計」と説明していますが，ここでは，経営の結果を報告および説明するための活動のことを言います。

　会計には，外部の利害関係者に経営の結果を報告するための「**財務会計**」と内部の経営関係者の経営の結果を報告するための「**管理会計**」があります。MBAでは，資金の調達やM＆A（合併・買収）時の資本コストなど財務会計を中心について学びますが，私たちは財務の専門家ではありませんので，ここでは管理会計を中心に説明します。

トップマネジャーに必要なのは利益を作り出すこと

　皆さんは，数字に対して苦手意識を持っていませんか？

　私はファーストレベル課程で診療報酬についても教えており，演習の際には診療報酬や要員数の割り出しを実際に計算します。「計算してみてください」などと言うと，途端に受講者の表情が曇ります。私たち看護職は，数字と友達になるような環境で仕事をしているわけではありませんから無理もありません（私などは，簡単な計算でも桁を間違える可能性大と自分に言い聞かせて，必ず他の人にチェックしてもらっています）。それに，計算するだけであれば事務職に依頼すればよいことです。**私たちトップマネジャーに必要なのは，利益を生み出す仕組みを考えるということ**です。私がMBA課程で学んでいる時は，「あなたたちはトップマネジャーになる人なので，決算書を作る人ではなく，**決算書を読み解いて意思決定する人**である」と言われていました。つまり，私たちは決算書を見て，本当に利益が上がっているのか，本業で利益が出ているのか，遊休資産などを売却して一時しのぎの黒字経営としていないかなど，組織の成長性や安全性などを瞬時に読み取ることができなければいけないということです。

　また，看護職である私たちは，どちらかと言うとプロセスに主眼を置き，結果は二の次と考えがちです。例えば，「がんの患者さんにいろいろ手を尽くしたけれど，結局亡くなった」という事実に対して，最善を尽くしたというプロセスを重視するわけですが，**会計の世界においては，結果の数字が良かったかどうかが最も重要**なのです。外資系の企業に勤めていた友人は，合法的なことであれば何をしてもよく，とにかく最後の数字が大切なのだと話していました。

　利益に対する考え方は，2つあります。1つは，とにかく売り上げが増えるように頑張るという猛進型で，もう1つは先に利益の目標値を決めて作戦を考える逆算型で

す。私の経験では，看護部長には猛進型が多いように思いますが，いかがでしょうか？

　私がMBA課程で学んでいたころパナソニックの経営に携わっていた恩師から「利益は作り出すもの」という考え方を教わり，目から鱗が落ちるとはこのことだと思いました。常にゴールを見て今何をするかを考えることが必要だと分かったのです。

　蛇足ですが，多くの家電メーカーが業績維持に苦戦している中でも，パナソニックがそれを実現できているのは，この会計戦略がしっかりしているからだと思っています。

決算書を理解しなければビジネスモデルは作れない

　ところで，皆さんビジネスモデルという言葉を知っていますか？

　例えば，ソフトバンクのビジネスモデルは，家族割引や学生割引など格安の料金設定により顧客の囲い込みを行ったことであり，セブンイレブンのビジネスモデルは少量多品種の品ぞろえで，とりあえず何でも間に合わせることができるという利便性を追求したことです。つまり，ビジネスモデルとはもうかる仕組み，つまり利益を作り出す仕組みです。

　医療界においてもビジネスモデルは必要です。トップマネジャーとして決算書を読み解き，利益を生む仕組みをつくっていくことが求められているのです。

＊　＊　＊

　このように，会計と看護では考え方が違います。しかし，数字ととらえるのではなく，「いかに利益を作り出すか？」というように前向きに考えると楽しくなってくると思います。また，数字という根拠で示さなければ世の中の多くの人は納得しない時代でもありますので，会計のフレームワークを頭に入れておきたいものです。

② ストーリーで会計を理解する

　さて，会計が何であるかが分かったところで，より具体的に理解できるように，ストーリー「もしもドラッカーがナースだったら」の主人公"ドラナース"と一緒に考えてみましょう！

> **ストーリー「もしもドラッカーがナースだったら」**
> 　ドラナースは，ある病院の内科系急性期一般病棟（40床，入院基本料7対1）を変革するために，ナースマネジャーとして赴任してきました。
> 　ある日，ドラナースは看護部長に呼び出され，「赴任早々悪いけれど，あなたの病棟は病床利用率が50％です。このままでは採算が取れません。これほど生産性が低いと病棟閉鎖もやむを得ない状況です。この苦境から抜け出す戦略を考えてください」と言われました。
> 　さて，あなたがドラナースだったらどうしますか？

「採算が取れない」とは

　投入した生産要素の量に対する生産量の比率を生産性と言います。生産性が低いとは，投入したヒト・モノ・カネなどの資源（インプット）に対して収益（アウトプット）が低いということです。ドラナースの病棟の場合，投入した要員や病棟のアメニティにかかった費用，光熱費，衛生材料費や薬剤費などの資源に対して，生み出される利益が少ないということになります。

　では，なぜ看護部長がドラナースの病棟は生産性が低いと言ったのかを考えてみましょう。

　病床利用率が50％ということはベッドが半分しか埋まっていないということです。

　1日1患者，1ベッド当たりの単価を5万円とします。満床であれば（ベッド回転はないものと考える），1日当たりの収益は5万円×40床＝200万円の収益となります。

　しかし，病床利用率50％ということは20床は空床ですから，1日当たりの収益は，5万円×20床＝100万円ということになります。これでは採算が取れないという理由は，病棟を維持するために，いろいろな費用（経費）がかかっているからです。

「経費」を考える

　では，病棟を維持するためにはどのような費用がかかっているのでしょうか。

ヒト
看護師，看護補助者，クラーク，医師，薬剤師，栄養士，理学療法士，作業療法士，放射線技師など

モノ
医療機器：モニター，レスピレーター，血圧計，体温計，酸素機器，処置用機器など
資材：衛生材料，薬剤など

その他
- 建物・装備費，電子カルテなどの情報システムの減価償却費など
- 光熱費，研究費，教育費，求人費，事務費用など

このように，病棟を運営するためにいろいろな費用がかかっていることが分かります。

これらの費用は，患者の数によって変わらないもの（固定費）と変わるもの（変動費）に分けられます。

固定費：病院の建物や装備費，人件費など
変動費：衛生材料費，薬剤費など

「利益が出る」とは

採算とは収支のつり合いのことですから，採算が取れないというのは固定費を上回る費用のことを言います。採算が取れるようにするには，人件費や建物・装備費よりも収益を上げなければなりません。採算ラインという言葉を聞いたことがあると思いますが，これは収益と投入した費用が同じになったことをいう言葉で，損益分岐点とも言います。

損益分岐点

損益分岐点とは，売上高が総費用（原価）と等しくなったところのことです。
総費用（原価）とは固定費と変動費を合計したものです（**図1**）。

売上高が損益分岐点を上回れば利益が発生し，下回れば損失が発生します。

売上高＝
　固定費＋変動費＋利益

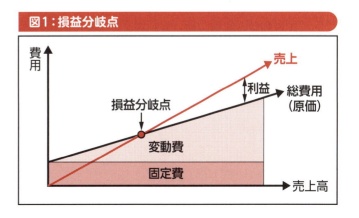

図1：損益分岐点

限界利益・限界利益率

　限界利益とは，売上高から変動費を除いた数字です。利益がゼロの時，限界利益は固定費の数字と同じになります。限界利益を売上高で除したものを限界利益率と言います。
　また，固定費を限界利益率で除したものを損益分岐点売上高と言います。目標売上高とは，固定費と目標利益を足したものを限界利益率で割ったものとなります。

> 限界利益＝売上高－変動費
> 　　　　＝固定費＋利益
> 限界利益率＝限界利益÷売上高
> 損益分岐点売上高＝固定費÷限界利益率
> 目標売上高＝（固定費＋目標利益）÷限界利益率

ドラナースの病棟の経営状態

　それでは，まずドラナースの病棟の1カ月の経費について見てみましょう。

ドラナースの病棟の1カ月の経費

固定費
看護師　　　　　　　　　　　
医師　　　　　　　　…1,000万円
その他職員　　　　　　　　　
機器……………1,000万円
設備費…………1,000万円
　　　　　計3,000万円

変動費
衛生材料費　　　　　
　　　　　…計3,000万円
薬剤費　　　　　　

現在の医業収益…4,000万円

　次に，1カ月の利益を計算してみましょう。

1カ月の利益

限界利益＝医業収益－変動費
　　　　　＝4,000万円－3,000万円
　　　　　＝1,000万円

＊限界利益が固定費の3,000万円を下回っているので，赤字であることが分かります。

限界利益率＝限界利益÷医業収益
　　　　　　＝1,000万円÷4,000万円
　　　　　　＝0.25

　そうすると，損益分岐点売上高はいくらになるでしょうか？

損益分岐点売上高＝固定費÷限界利益率
　　　　　　　　＝3,000万円÷0.25
　　　　　　　　＝12,000万円
12,000万円－4,000万円＝8,000万円

＊　＊　＊

　以上のことから毎月8,000万円の赤字であることが分かりました。
　では，毎月1,000万円の利益を出すには，いくら収益があればよいでしょうか？

目標売上高＝(固定費＋目標利益)÷限界利益率
　　　　　＝(3,000万円＋1,000万円)÷0.25
　　　　　＝4,000万円÷0.25
　　　　　＝16,000万円

　1カ月の収益は，1億6,000万円必要だということが分かりました。患者1人当たりの収益は1日5万円ですから，1日に必要な患者数は次のようにして求めることができます。

16,000万円÷5万円＝3,200人
3,200人÷30日＝106人

黒字にするには

　このままでは，赤字で病棟閉鎖になります。あなたがドラナースだったらどうしますか？
　収益性を上げる方法は次の2つです。

医業収益を上げる
　➡病床利用率を上げる（ベッドを空床にしない），入院の回転を良くする

支出を減らす
　➡固定費を減らす：人件費を減らす（常勤の雇用から非常勤の雇用にシフトするなど），光熱費を削減する
　➡変動費を下げる：衛生材料費を安価なものに変更する，医薬品を後発品に変更するなど

　ドラナースは戦略ミーティングを開き，SWOT分析を用いて内部環境と外部環境を分析しました（**表1**）。

強み：救急医療。この地域の救急医療の10％のシェアとなっている。
機会：連携パスによる他院との連携が密である（手術紹介患者の機会ととらえる）。
弱み：複数の多剤耐性菌患者が発症し，個室隔離となっている。これにより，病院の評判が落ちているようだ。
脅威：近隣に大規模病院の建設が予定されており，患者がさらに流出するかもしれない。

表1：病棟のSWOT分析

	強み	弱み
内部環境	地域における救急医療へのシェアが高い 教育研修制度	福利厚生が十分でない 離職率が高い 多剤耐性菌患者が発生した
	機会	脅威
外部環境	連携パスの使用により他院との連携が密である	大規模病院の建設が予定されている

医療原価の特性

> ここで，ドラナースは疑問を持ちました。
> 　看護職として生産性を上げることは，少ない資源でたくさんの成果を出すこと，つまり人員を減らし，医療資材を安価なものにすると共にベッド回転率を上げることだと思っていたけれど，それだけでよかったのかしら…。
> 　「ちょっと待てよ，人員が少ないと患者の観察が行き届かなくて，ベッドから転倒したり，院内感染を起こしたりすることがあるかもしれない……」。

失敗原価と安全原価

　病院は，収益を上げようと猛進するわけにはいきません。医療の質・安全を守るには，相応の費用が必要と考えられます。その費用を**安全原価**と言います。安全原価は，**予防原価**，**失敗原価**，**評価原価**に分類できます。

　ここで失敗原価について説明しましょう。

　例えば，ある大学病院で，病内感染が発生したとします。当然，感染した患者は個室隔離となりますが，病院での発症ですから個室代を患者に請求することはできません。一方，これにより地域での病院の評判が悪くなり，外来患者も入院患者も減少し，収益が下がります。このようなことを**失敗原価**と言います（**表2**）。

安全原価

　安全原価は，予防原価＋評価原価です。これは品質不良の発生を予防するために発生した原価です。

1) 予防原価

　安全や質の保証・向上にかかわる教育訓練費，改善活動にかかわる費用，プロトコルやクリティカルパスの設計，機材の費用など

表2：失敗原価の例

1,000床規模の病院で院内感染が発生した場合の例

- MRSA感染症のため入院期間延長による医療費（内科系）
- 延長日数のみの単純推計
- 入院1日当たり平均医療費：50,000円
- 年間入院総数：10,000件　　・MRSA感染率：1.5%
- 年間感染率＝10,000×1.5%＝150件
- 感染による平均入院延長日数：66日

50,000円×150件×66日＝4億9,500万円

2）失敗原価
品質不良が発生した時に生じる原価

3）評価原価
　安全の質の確保のためのカンファレンス，プロセスや中間アウトカムの評価，内部監査・プロセス鑑査の費用，第三者評価の費用など

　安全原価を予防，評価，失敗の原価に分類・算出し，分析する手法をPAFアプローチ（Prevention-Appraisal-Failure Approach）と言います。予防と評価に資源を投資すると，失敗原価は小さくなります。

> **まとめ**
> - 失敗が許されず，その失敗や被害をお金に換算できない。したがって失敗ゼロを念頭に品質設計が必要である。
> - 安全システムを構築するには多くの費用が必要である。そのためには，費用対効果と原価の把握が重要である。

> 　もし，私がドラナースであったなら，次の4つを実行しようと思います。
> - **病床利用率を上げ，収益の増加を図る。**
> - **入院の回転を良くし（平均在院日数を短くする），収益の増加を図る。**
> - **固定費と変動費を削減し，無駄な費用をカットする。**
> - **MRSAなどの院内感染の予防策を実施し，失敗原価が発生しないように十分に注意する。**
>
> 　ただし，適正な病床利用率，平均在院日数，適正な要員は確保します。なぜなら，収益向上ばかりに目を向けると失敗原価の落とし穴があるからです。

3 できるマネジャーは数字でものを言う
原価計算を知る

病院における原価計算

ここからは，会計の計算の基になる原価の意味と計算方法について説明します。

利益が上がったかどうかを判断するためには，原価を正確に把握することが必要です。それが**原価計算**です。原価計算は，元々**財務諸表**を作成することが目的でした。しかし，現在は**経営の意思決定をしたり業績を評価したりすることが主な目的**となっています。

医療経営の場合，部門別原価計算，科別原価計算，行為別原価計算，疾病別原価計算の4つがあります。

部門別原価計算：部門ごとに収益と原価を算出する基本的な形。

科別原価計算：診療科ごとに収益と原価を算出する。混合病棟の場合，医師・看護師のタイムスタディ，使用材料の配分など算出が難しい場合がある。

行為別原価計算：診療行為ごとに収益と原価を算出する。保険点数が高い手術や検査であっても人件費などにより採算が取れていない場合もあるため，本当に利益が出ているかどうかは，これによって分かる。

疾病別原価計算：疾病別に収益と原価を算出する。診断群分類別包括評価（DPC）の導入によって必要性が高まっていると言われている。

財務諸表：経営状態を把握したり外部に報告したりするために作成する決算書と言われるもの。

病院における原価計算の手順

病院の原価計算は，**費目別計算→部門別計算→行為・疾病別計算**の順に進めていきます（**図2**）。

Step1 費目別計算
①**発生した費用を分類する。**
　材料費：薬剤費，診療材料費，給食材料費等，燃料費など
　労務費（人件費）：給与，賞与
　それ以外の経費：修繕費，光熱費，委託費，減価償却費

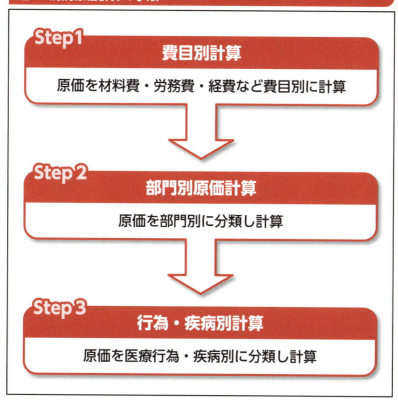

図2：病院原価計算の手順

②費用別に計算する。

材料費：材料費＝材料単価×材料消費量

労務費：労務費＝作業時間×賃率

それ以外の経費：修繕費，光熱費，委託費，減価償却費などの合計

※これらの費用は，部門をまたぐことが多いので，配賦を行うことがある。

用語の解説

賃率：労務費を生産別に計算する時に使用するもので，時間当たりのコストのこと。簡単に言うと時給のこと。
作業者の賃金÷作業時間＝労務費の賃率

配賦：共通に使用した費用を一定の基準により按分すること。
例えば，病棟看護師が外来と兼務している場合は，勤務時間の割合で病棟と外来に分けるというもの。

配賦のポイント

- 病棟，外来，中央診療部門など，収益が発生する部門だけでなく，医事課総務などの間接業務を行っている部門の費用も計上する。
- 購入費用ではなく実際支払った費用を把握することが必要なため，払い出しデータが重要である（物品管理システムを活用）。

- 院内物流管理（SPD）を導入している場合は，業者との整合性が必要である。
- 病院では薬剤部や用度課（物品管理センター），栄養科などで多額の費用が使われるため，これらの部署の物品の流れを特にチェックする。
- 水道・光熱費や委託費などは，職員数や面積，患者数などを配賦基準とする。
- 病棟や外来，手術室など部門をまたぐ医師や看護師の給与は，各部門に配賦する。
- 清掃スタッフや医療機器メンテナンス担当の臨床工学士などの労務費も各部門に配賦する。

Step2 部門別原価計算

部門別原価には，部門個別費と部門配賦費があります。部門配賦費とは，複数の部門で共通に使われた費用を部門ごとに使った割合に応じて按分した費用のことです。

$$部門配賦費 = 部門共通費 \times (その部門の作業時間 \div 総作業時間)$$

手順は次のとおり。

① 部門を設定する。
② 部門別に収益を計算する。
③ 部門別に原価計算する。
④ 間接費を部門に配賦する。

Step3 行為・疾病別計算

① 医療行為・疾病別に分類する。
② 分類に基づいて計算する。

部門をまたいで作業をしている要員や共通の費目は配賦する。

標準原価計算

標準原価計算とは，原価計算をさらに進めて目標値を設定し，原価を管理する方法です。そして標準原価と実際に発生した原価から算出した原価差異の要因を分析し，コントロールを行います。

1) 標準原価計算の目的 (図3)

収入を増やすには収益を上げる方法とコストを削減する方法の2つがあり，コストを削減する方法の一つが，原価を下げることです。

原価の目標値を決め，実際にかかった原価との差異を分析し，修正・改善することで，原価を下げることは可能になります。

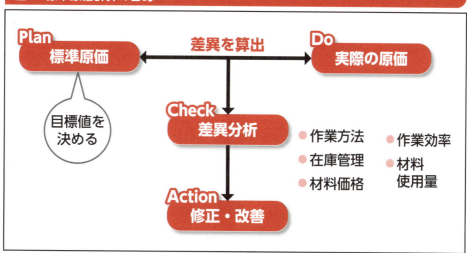

2）標準原価計算の視点と分析のポイント

数量差異：（標準値－実際値）の材料使用量×標準材料価格
- 在庫管理は適切か
- 材料の使用量は適切か

価格差異：（標準値－実際値）の材料価格×実際材料使用量
- 材料の価格は適切か

賃金差異：（標準値－実際値）の賃率×実際作業時間
- 人件費は妥当か

作業時間差異：（標準値－実際値）の作業時間×標準賃率
- 作業時間は的確か
- 作業効率は良いか

4 できるマネジャーは数字を予測
需要を予測する

需要と供給の関係

市場経済では，製品やサービスの価格や量は買いたい人と売りたい人の量のバランスで決まります。買いたい人がほしい量を需要量，売りたい人が売りたい量を供給量と呼んでいます。これをグラフにしたものが需要供給曲線です。この需要曲線と供給曲線が交差したところを均衡点と言い，この価格を均衡価格と言います（**図4**）。

一般的に，製品やサービスの価格が上がると需要は減り，価格が下がると需要が増えるとされています。価格を下げると，1個当たりの利益は減りますが，大量に売ることで収益を上げようというのが価格戦略です。

需要の交差弾力性

ある製品の需要が関連する別の製品の価格変化により，どの程度変化するかを示す概念を需要の交差弾力性と言います。ビールの代替品として発泡酒が登場した時にビールの需要が減ったように，医療界においてはサービス付き高齢者向け住宅という福祉施設が登場したことで，有料老人ホームの需要は減り，あまり待たなくても入居できるようになったというのがこの例です。

交差弾力性は，製品Aの需要が変化した割合（需要の変化率）を製品Bの需要の変化率で割り，それが正か負かで判断します。

交差弾力性には次の2つの場合があります。

交差弾力性が正の時→代替：ある製品の値段が上がったため，相対的に違う製品の需要が増える場合

交差弾力性が負の時→補足材：ある製品の値段が上がったため，相対的に違う製品の需要が減る場合

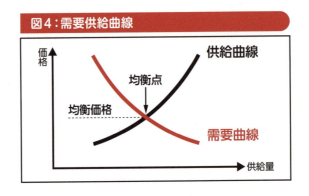

図4：需要供給曲線

需要予測が必要なわけ

需要を多く読み違えると、無駄な在庫を生み、キャッシュフローの考え方では無駄な費用となります。逆に、少なく読み間違えれば必要量が不足し、せっかくの利益を作り出すチャンスを逃し、機会損失ともなります。

医療の分野の例では、インフルエンザが流行してマスコミ報道も盛んなため予防接種の予約が殺到しているにもかかわらず、ワクチンの在庫がなくて予約を受けることができず、利益を出す機会を逃してしまうなどのようなことです。

こうした事態を避けるには**安全在庫**が必要であり、その量（**安全在庫量**）を知るには需要予測が必要であるということです。

> **用語の解説**
> **安全在庫**：急な需要の変動に対応するために意図した在庫のこと。
> **安全在庫量**：需要の平均値ではなく需要の標準偏差値で決まる。標準偏差が小さいということは需要変動が小さいことを意味しており、安全在庫量は少なくてすむ。需要がほぼ一定であれば、安全在庫量は数式で求められる。

需要予測の方法

1) 単回帰分析を使った需要予測

原因と結果の関係をとらえて2つのデータの関係を単回帰式に当てはめると、需要を予測することができます。

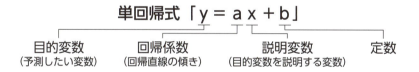

単回帰式「y ＝ ax ＋ b」
- 目的変数（予測したい変数）
- 回帰係数（回帰直線の傾き）
- 説明変数（目的変数を説明する変数）
- 定数

単回帰分析の手順

①「原因」と「結果」の関係がありそうな事例を考える。
②散布図を描き、2変数の相関関係や外れ値などを確認する。
③単回帰式を求める。

実際の分析

「最低気温」と「インフルエンザ治療薬数」のデータから単回帰分析を行い、インフルエンザ治療薬数を予測してみましょう。

データ（**図5**）から次のように算定式を抽出します。

- 気温10℃の時、インフルエンザ治療薬は210個出ています。

  数式 y ＝ ax ＋ b に当てはめると→210 ＝ a × 10 ＋ b

図5：最低気温とインフルエンザ治療薬の注文個数

最低気温(℃)	インフルエンザ治療薬の注文数（個）	最低気温(℃)	インフルエンザ治療薬の注文数（個）
1	300	15	160
2	290	16	150
3	280	17	140
4	270	18	130
5	260	19	120
6	250	20	110
7	240	21	100
8	230	22	90
9	220	23	80
10	210	24	70
11	200	25	60
12	190	26	50
13	180	27	40
14	170		

- 気温20℃の時，インフルエンザ治療薬は110個出ています。

  数式 $y = ax + b$ に当てはめると→ $110 = a \times 20 + b$

  この2つの式から $a = -10$　$b = 310$ が求められ算定式は $y = -10x + 310$ となります。これにより，気温5℃の時のインフルエンザ治療薬の需要予測は

  $y = -10 \times 5 + 310 = 260$

  需要予測は260個であることが分かりました。

2) 重回帰分析の活用

説明変数が上記のように気温だけの時は単回帰式で予測できますが，湿度やアルブミン値など複数の変数も考慮して予測する際は，少し計算が複雑になります。

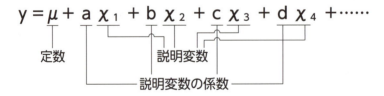

$$y = \mu + a\chi_1 + b\chi_2 + c\chi_3 + d\chi_4 + \cdots\cdots$$

定数／説明変数／説明変数の係数

重回帰分析は複雑ですので，SPSSなどの統計ソフトを活用するとよいでしょう。

* * *

以上，どうだったでしょうか？　意外と簡単にできたのではないでしょうか。日常にあるいろいろな変数をとらえて分析してみると面白いと思います。

* * *

ここまできましたら，もう皆さんは会計の専門家とも言える状態になっていると思います。最後に演習用に部署の会計管理シートを掲載していますので，自院（自部署）の分析をしてみてください。

●演習問題Ⅲ： 損益計算書

医業収益	年	年	前年度比
入院診療収益			
外来診療収益			
室料差額収益			
医業収益計			
医業費用			
給与費			
材料費			
委託費			
減価償却費			
その他の設備関係費			
研究研修費			
経費			
医業費用合計			
医業利益			
医業外収益			
医業外費用			
経常利益			
臨時収益			
臨時費用			
税引き前当期利益			
当年度純利益			

分析のポイント

- 本業から利益が上がっているか？
- どこから利益を出しているのか？
- 外来部門は収益が上がっているか？
- 入院部門は収益が上がっているか？
- 患者1人当たりの単価はどうか？

● 演習問題Ⅳ：**病院の主要な収入と支出の内訳**

	科目	支出：円 年　月	支出：円 年　月	前月比 (%)	支出増減 要因	対策
材料費	衛生材料費					
	医薬品					
	計					
委託費	業者委託費					
	保守点検費					
	計					
備品費	備品費					
経費	消耗品					
	水道光熱					
	修繕					
	図書研究					
	雑費					
	リース代					
	その他					
	計					
人件費	給与					
支出合計						
収入合計						
収入－支出						

> **分析のポイント**
>
> ● 増加したコストは何か？
>   材料費，薬剤費は増加していないか／光熱材料費は増加していないか／委託費は増加していないか
>   （見直しはされているか）／備品費は増加していないか（破損・紛失）／教育費は増加していないか／
>   給与費は増加していないか／給与比率はどうか／求人費用はどうか
>
> ● 削減できたコストはあるか？
>
> ● 今後削減できるコストはあるか？
>   無駄はないか（期限切れ）／材料品目を見直しているか／今後想定される費用はあるか

第5章 トップマネジャーのスキルを学ぶ ケースメソッド (Case method)

学習の目標

　トップマネジャーが解決しなければならない問題は,正解がない,誰も経験したことがない,問題を解く方法がないなど,複雑で不透明なものばかり……。

　しかし,それがどんなに難問であっても,解決しなければならないのがトップマネジャーです。

　本章では,こうした悩ましい状況を打破するために,ケースメソッドという手法を学び,思考力,分析力,意思決定力を養います。

① ケースメソッドで難問突破！

　最近の医療界は，情勢が目まぐるしく変化するだけでなく，勢力の構図が資金力により逆転しています。大学病院や公的病院，企業立の病院などの病院が力にかげりを見せる一方で，力を増してきたグループ病院もあります。

　なぜこのようなことが起こっているのでしょうか。かつて隆盛を極めた病院は，どこかで戦略を間違えたのでしょうか。

　組織の大命題がゴーイングコンサーンであることは先述したとおりですが，看護マネジャーは目指す看護を実現するためにも「ゴーイングコンサーン」という大命題を肝に銘じておきたいものです。なぜなら，経営母体が代われば組織の価値観も変わり，目指すビジョンも変わるからです。人事においても，リストラなどの大なたが振るわれるかもしれません。

　この時に求められるのは，組織がゴーイングコンサーンするための看護部長の意思決定力です。ここでは，MBA課程で学ぶケースメソッドを通して意思決定力を身につけていただきたいと思います。

ケースメソッドとは

　ケースメソッドは，実例（学習教材にするため意図的にアレンジしているものもある）を使って，このような場合にどのように分析し，対策を立て，意思決定すればよいかを，トップマネジャーの立場で考察して最善策を導き出すトレーニング方法です。

　1930年代にアメリカのハーバード・ビジネス・スクールで始まり，法律や経営の分野に広まりました。日本に紹介されたのは，1960年代のことです。

　ケースメソッドは，分析力，洞察力，戦略構築力，論理的思考力などトップマネジャーに必要とされるコンピテンシーを疑似体験を通して身につけることができます（**表1**）。そうすれば，実際の現場において類似した問題が起こった時，瞬時に分析し，意思決定ができます。

　トップマネジャーに必要なスキルは，机上の学習ではほぼ習得できません。このス

表1：ケースメソッドの利点

- 情報の整理・分析により，問題の発見と現状把握ができるようになる。
- 正解のない問題に取り組むことにより，独創性を磨くことができる。
- 情報を分析・統合することにより，問題解決能力を磨くことができる。
- プレゼンテーション能力を醸成することができる。

キルを身につけるには，実際に体験したり繰り返し訓練したりすることが必要です。しかし，失敗から学ぶと言っても実際には取り返しのつかない失敗もあるわけですから，他者の事例から学ぶことができるのは，非常に効率の良い学習法と言えます。

私はかれこれ13年ほど看護部長を務めています。その間には，この難問を解決しなければ明日はないという状況に何度も遭遇しました。しかし，ラッキーなことに私はMBA課程でこのケースメソッドを学んでいたおかげで，こうした難問を解決してこられたのです。

ケースメソッドとケーススタディの違い

ケーススタディは，事例（論文などの研究に基づいた実例）から学ぶことができることを抽出し，その事例の理解を助ける解釈や資料を基に，主に座学で学ぶ，言わば受動的な学習法です。

例えば，リーダーシップの事例として，「ある登山隊がピレネー山脈で道に迷い遭難しました。その時リーダーのポケットから1枚の地図が出てきました。リーダーはこの地図を手掛かりに下山すれば間違いないとメンバーに動機づけ下山しました。そしてみな無事に下山できました。しかし，後で分かったことはその地図はピレネー山脈の地図ではありませんでした。この事例では，同じベクトルを向かせるというリーダーシップがいかに大事かということを示しています」というように事例を解釈し，講師の講義で理解を深めるという手法です。

それに対してケースメソッドは，意図的に構成された教材を基に，「自分がリーダーだったらどうするか」という視点で議論し，自らが結論を導き出す能動的な学習法です。

ケースメソッドの手順

①ケースを選定する。
②ケースの概要を明らかにする。
③ケースの現状を把握する。
④問題発生の原因を解明する。
⑤その問題を解決する具体的方策を考える。
⑥その方策についてのリスクを考える。
⑦最終的に意思決定する。

* * *

授業でケースメソッドを行う場合は，講師が選定した事例について，各受講者がマネジャーの立場で事例を分析し，具体的方策を持参します。授業では各人の描いた考えを発表・討議し，問題意識を深めていきます。

② ケースメソッドを体験しよう

それでは，実際にケースメソッドを体験してみましょう。

> ここに掲載した事例は，教材として意図的に構成した架空のものですので，現実との乖離があるかもしれません。また，掲載した論文についても，読者がイメージしやすいようにするために作為的に事実と異なる記述が含まれている可能性がありますのでご容赦ください。
> 今回は筆者が個人的に看護マネジャーとしてベストプラクティスと考えている方に，ケースメソッドとして論文の掲載を許可いただきました。ただし，本章に掲載したケースメソッドにおける責任はすべて筆者が負うものといたします。

ケースメソッドの演習方法

①事例を熟読します。
②演習シートの空欄に自分の考えを書きます。
③講義ではここの段階でディスカッションしますが，その代替案として解答例を読み，自分の書いた内容と比較しながら自分の思考を振り返ってください。
④さらに，事例考案者の論文を読み，自分思考を整理します。

・論文のテーマについてどう思いましたか？
・論文の構成（起承転結）についてどう思いましたか？
・内容は目的に沿って一貫していましたか？
・現状（マクロデータ，競合他社・自組織データ）を正しく把握できていましたか？
・現状分析の手法（アンケート調査，ヒアリング調査など）は適切でしたか？
・組織のあるべき姿は示されていましたか？
・看護マネジャーの立ち位置は明確でしたか？
・看護マネジャーの意思決定は適切でしたか？
・看護マネジャーの課題の背景は明確でしたか？
・看護マネジャーを取り巻く環境は何が変化していましたか？
・環境の変化によってどのような不具合が生じていましたか？
・看護マネジャーはあるべき姿と現実のギャップを課題ととらえていましたか？
・先行文献を活用していましたか？
・根拠に基づいた課題が明確にされていましたか？
・方策は適切に策定されていましたか？
・目標は明確でしたか？
・評価の視点や方法は明確でしたか？

実際に自分で論文を書くイメージで考案者の論文を熟読すれば，論文の作法を学ぶこともできます。

●演習1: 事業の収支表を活用した例

> **事例** 医療と介護が円滑に連携するために，機能強化型訪問看護ステーションに移行

　総合病院に隣接したＡ訪問看護ステーションは，関東南部のエリアＷ市で幅広く事業を展開しています。事業所内の訪問看護師は約９人と充足しており，小規模訪問看護ステーションが多いこの地域では一目置かれる存在です。また，24時間365日活動し，地域の期待に応えて看取りも実施しており，地域から信頼を得ています。

　Ａ訪問看護ステーションの所長である愛子さんは，開設当時からかかわっており，患者さん思いの責任感にあふれた所長です。しかし，愛子さんは実は悩んでいました。というのも，Ａ訪問看護ステーションの患者さんがＡ病院に入院したのですが，退院してからというもの，治癒傾向にあった褥瘡が悪化して再入院したり，排便コントロールが十分でなかったためにイレウスで再入院したりするなど身体状況が頻繁に悪化するようになっているからです。

　これは，ケアマネジャーが必要とするケアプランと訪問看護師が必要とするケアプランにずれがあるからに違いないと愛子さんは考えていました。

　しかし，Ａ病院には居宅介護支援事業所がなく，ケアプランの作成は地域にある他施設の事業所に委譲せざるを得ないのが現状です。このままでは再入院などのリスクがあり，患者さんに不利益が及ぶ恐れもあります。

　愛子さんは，この原因を自施設がケアプランを作る事業所を持っていないため，医療サービスと介護サービスの連携がうまく取れていないためと考えました。

　Ａ訪問看護ステーションの理念は『利用者が住み慣れた地域で，安心して在宅療養が継続できるよう質の高い訪問看護を提供する』です。

　また，Ａ訪問看護ステーションの利用者のうち，介護保険利用者は全体の７割です。

　Ａ訪問看護ステーションの強みは，「医療依存度の高い利用者に応えることができる」「24時間緊急対応が可能である」弱みとしては「ケアプランは100％外部に委譲しており，病態に合わせてタイムリーに変更できない」です。

　地域の環境としては，「地域の高齢化率は2025年には28％となるため利用者が増加が見込まれる」，法的整備としては，「訪問看護ステーション機能拡充推進として機能強化型が新設された」ことです。しかし，近隣の競合する訪問看護ステーションが居宅介護支援事業所を開設したなどの脅威もあります。

　　さて，あなたならどのように考えますか？

◎ 演習シート

◆ 問題の概要

◆ 現状把握

◆ 問題発生の要因

◆ 解決のための具体的方策

◆ その方策についてのリスク

◆ 最終の意思決定

● 解答例

◆**問題の概要**
- 愛子は，病院に併設するA看護ステーションの所長である。
- 訪問看護を実施している利用者が自宅に退院する際，医療的ケアプランが未充足のためにたびたび再入院しており，このままでは利用者の不利益になると考えている。

◆**現状把握**
- 地域の環境としては，地域の高齢化率は2025年には28％となるため利用者の増加が見込まれる。
- 法的整備として，訪問看護ステーションの機能拡充が推進され，機能強化型が新設された。
- A訪問看護ステーションの強みは，医療依存度の高い利用者に対応できることと，24時間緊急対応ができることである。
- 弱みは，ケアプランを100％外部に委譲しているため，病態に合わせてタイムリーに変更できないことである。

◆**問題発生の要因**
- ケアマネジャーが必要とするケアプランと訪問看護師が必要とするケアプランにずれがある。
- 自施設にケアプランを作る事業所がないため，医療サービスと介護サービスがうまく連携していない。

◆**解決のための具体的方策**
- A訪問看護ステーションに居宅支援事業所を併設して強化型訪問看護ステーションとすれば，利用者の病態が変わってもタイムリーに必要なケアプランを提供できる体制が整備できる。

◆**その方策についてのリスク**
- 強化型訪問看護ステーションにした場合，採算はとれるか？
- ケアプランを作成するケアマネジャーを雇用できるか？
- 強化型訪問看護ステーションの開設に病院経営者は協力的か？

◆**最終の意思決定**

シミュレーションにより採算は取れる見込みである。また，競合する訪問看護ステーションも居宅支援事業所の開設を予定しており，利用者の流出が考えられるため，強化型訪問看護ステーションを開設することは必須と考える。病院経営者も同様の考えであり，協力体制は整っている。

論文

医療と介護の一体化を図る機能強化型訪問看護ステーションへの移行

平塚共済病院 訪問看護ステーションさくら 所長　泉山由美子

1. 背景

　我が国は，高齢化の進展に伴い平成12年に介護保険制度[1]が創設された。さらに，地域包括ケアシステムでは「訪問看護は，高齢要介護者を支えるサービスとして医療と介護をつなぐ役割」[2]が期待されている。これらの背景から，在宅医療を推進するために機能強化型訪問看護ステーション[3]を評価する仕組みがつくられた。

　自施設は，介護保険利用者が全体の7割を占めているが，居宅介護支援事業所を持っていないために，ケアプランの作成は地域の事業所に依存している。この現状において，地域の事業所とタイムリーな連携ができず，在宅療養の中断を余儀なくされるケースが増加し，利用者への不利益が生じている。この不利益の原因は，医療と介護を一体化してマネジメントする仕組みを自施設が持っていないためであると考えた。

　自施設の理念は，利用者が住み慣れた地域で安心して在宅療養を継続できるよう，質の高い訪問看護を提供することである。そして，私は訪問看護ステーションの所長であり，地域利用者が生活の質を向上できるように，質の高い訪問看護を提供する体制を整備する使命がある。しかし，ケアプランの作成を他事業所に依存したままの体制では，タイムリーに対応することができず利用者に生じた不利益を解消することができない。

　以上から，自施設でケアプランを作成する機能を持つことにより，生じた不利益を解消できるのではないかと考えた。そのため，居宅介護支援事業所を併設し，医療と介護の一体化が図れる機能強化型訪問看護ステーションの開設に取り組むこととした。

2. 自施設の現状・組織分析・最重要課題の明確化

1) マーケティングリサーチ

　まず，自施設が地域のニーズに合ったサービスであるか利用者満足度調査を用い，地域のデータと合わせて分析を行った。

　W市の高齢化率は2025年に29％となり，以降も上昇していく（図1）。この高齢化に伴い，医療・介護の需要予測指数も上昇しており（図2），特に介護の需要が高まることが予想できる。自施設においても，利用者の80％は65歳以上であり（図3），利用者満足度調査においても，連携に関する項目については半数の利用者が連携不十分と回答している（図4）。今後はさらに介護サービスへの需要が高まると予想されることから，サービスの拡充は必須である。

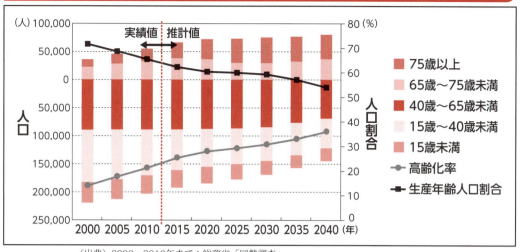

図1：W市の人口推移

(出典) 2000～2010年まで：総務省「国勢調査」
2015年以降：国立社会保障・人口問題研究所「日本の地域別将来推計人口（平成25（2013）年3月推計）」

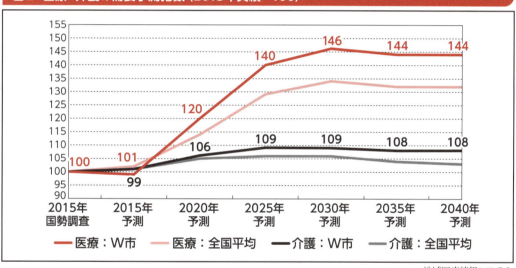

図2：医療・介護の需要予測指数（2015年実績＝100）

地域医療情報システム

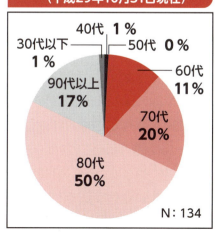

図3：自施設利用者年齢割合（平成29年10月31日現在）

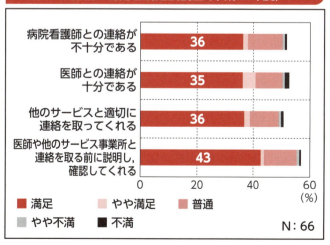

図4：自施設の利用者満足度調査（平成28年度）

表1：SWOT・クロスSWOT分析

			外部環境			
			機会		脅威	
			O1	W市の高齢化率は2025年に29％となり，高齢利用者が増加	T1	医療・介護の一体化サービスを提供できるマネジメントシステムがない
			O2	地域完結型医療への転換で，訪問看護への需要が増加	T2	近隣の訪問看護ステーションが居宅介護支援事業所を開設する予定である
			O3	訪問看護ステーション機能拡充推進として機能強化型ステーションが新設（平成27年）	T3	近隣は訪問看護ステーションの増加傾向にある
内部環境	強み		SO戦略（積極的戦略）強み×機会		ST戦略（差別化戦略）強み×脅威	
	S1	病院併設の訪問看護ステーションであるため，医療依存度の高い利用者への対応に慣れている	S1×O1 医療依存度の高い利用者への訪問看護実践力を生かし，増加する高齢利用者を獲得する		S1×T2 医療依存度の高い利用者を獲得し，他訪問看護ステーションへの利用者流出に備える	
	S2	自施設の看護師数は常勤換算8.09人で，24時間での緊急対応が可能である				
	S3	利用者満足度調査での評価が高い				
	弱み		WO戦略（弱み克服策）弱み×機会		WT戦略（最悪事態回避・撤退）弱み×脅威	
	W1	居宅介護支援事業所を持っていない	W1×O1 居宅介護支援事業所を開設し，増加する高齢者への医療・介護の一体化サービスの充実を図る		W1×T1 居宅介護支援事業所を併設し，競合する他の訪問看護ステーションへの利用者流出に備える	
	W2	ケアプランの作成は100％外部依存で，タイムリーな変更が困難				
	W3	休日・祝日の訪問希望には十分に対応するのが難しい				

2) SWOT分析およびクロスSWOT分析（表1）

　SWOT分析による内部環境分析では，自施設の強みは「医療依存度の高い利用者に応えることができる」「常勤換算が8.09人を確保できることで24時間の緊急対応が可能である」ことが挙げられる。弱みは，「居宅介護支援事業所を持っていない」ために「ケアプランの作成が100％外部依存となり，タイムリーな変更が困難」である。

　外部環境分析では，機会として「W市の高齢化率が2025年に29％になるため利用者が増加する」「訪問看護ステーション機能拡充推進として機能強化型ステーションが新設された」を挙げた。脅威としては「医療・介護の一体化サービス提供のマネジ

メントシステムがない」「近隣の競合する訪問看護ステーションが居宅介護支援事業所の開設を予定している」を挙げた。

積極的戦略は「医療依存度の高い利用者への訪問看護実践力を生かし，増加する高齢利用者を獲得する」で，差別化戦略は「医療依存度の高い利用者を獲得し，他の訪問看護ステーションへの利用者流出に備える」とした。

弱み克服対策は「居宅介護支援事業所を開設し，増加する高齢者への医療・介護一体化サービスの充実を図る」とし，最悪事態回避・撤退は「居宅介護支援事業所を併設し，競合する他の訪問看護ステーションへの利用者流出に備える」とした。

以上から，居宅介護支援事業所を持っていないために介護サービスのマネジメント力が弱いという自施設の弱点を克服すべく，医療・介護を一体化しマネジメントできる仕組みづくりを行う必要があると考えた。そのため弱み克服対策として，「居宅介護支援事業所を開設し，増加する高齢者への医療・介護一体化サービスの充実を図る」に取り組むこととした。これにより，利用者へのマネジメント体制が拡充され，必要時にはすぐにケアプランを作成し，いつでも介護サービスを提供できるようになる。さらに，居宅介護支援事業所を併設することで，多様なニーズに対応できる機能強化型訪問看護ステーションという評価を受けることができる。地域の多様なニーズに応える機能を持つステーションに移行することで，在宅療養における生活の質の維持・向上へ貢献できる取り組みであると考えた（**表2**）。

3. 看護管理実践計画（目標・具体的計画）

1）短期目標　居宅介護支援事業所の設立

まず，医療・介護を一体化させたマネジメント体制を構築するために，居宅介護支援事業所を開設し運営する。運営についての事業計画，人員確保，運営規定を定め，所定の手続きにて申請し，平成30年4月より実働する。具体的計画は，**表3，4**に示した。

2）長期目標　機能強化型訪問看護ステーションの届出

医療・介護を一体化して質の高い訪問看護を提供することで，地域の在宅療養者の生活の質を維持・向上させることを目的に，居宅介護支援事業所の平成30年度実績をもって，平成31年4月に機能強化型訪問看護ステーション（機能強化型訪問看護管理療養費1）の届け出を行う。

4. 評価の視点・方法

1）利用者満足度調査実施

ニーズに合致したサービス提供であるか，サービス内容に見合った対価であるか評価する。

2）職員満足度調査実施

ケアマネジャーとの連携によるサービスマネジメントの効率性などの調査を行う。

表2：機能強化型訪問看護ステーション※

算定要件	訪問看護管理療養費1 月の初回　12,400円 月の2回目以降　2,980円	訪問看護管理療養費2 月の初回　9,400円 月の2回目以降　2,980円	自施設 （平成29年9月現在）
1．常勤看護職員の数	7人以上	5人以上	8人
2．ターミナルケアまたは重症児の受け入れ実績 ①ターミナルケア件数 ②ターミナルケア件数，かつ超重症児・準超重症児の利用者数 ③超重症児・準超重症児の利用者数	①20件/年 ②15件/年，4人 ③6人	①15件/年 ②10件/年，3人 ③5人	①ターミナルケア件数 平成27年：23件 平成28年：24件
3．別表第7に該当する利用者数	10人以上/月	7人以上/月	約24～27人/月
4．24時間対応体制加算の届出を行っている			○
5．居宅介護支援事業所を同一敷地内に設置（居宅サービス計画，介護予防サービス）（居宅サービス計画，介護予防サービス　計画の作成が必要な利用者のうち，1割程度の計画を作成）			×
6．休日，祝日も含めた計画的な訪問看護の実施			○
7．情報提供・相談・人材育成（地域住民等に対する情報提供や相談人材育成のための対する情報提供や相談人材育成のための研修の実施）			○

（※「在宅医療を推進するため，24時間対応，ターミナルケア，重症度の高い患者の受け入れ，介護保険の居宅介護支援事業所の設置等といった，機能の高い訪問看護ステーションを評価するしくみ。平成26年新設」訪問看護教務の手引 平成28年度4月版）

表3：中期計画

地域において利用者が安心した在宅療養の継続ができるよう，
利用者のニーズに合った医療・介護一体化サービスマネジメントを実践する。

	平成29年		平成30年							平成31年			
	11月	12月	1月	2月	3月	4月	10月	11月	12月	1月	2月	3月	4月
内部体制	〈居宅介護支援事業所開設準備〉→ 実施事項 ●組織的位置づけ　●運営的位置づけ ●市場調査　　　●事務所の整備，申請手続き 検討事項 ●機能強化型訪問看護ステーションの基礎知識 ●開設・運営上の課題と方策					〈居宅介護支援事業所開設〉 サービス開始 〈機能強化型訪問看護ステーション開設準備〉 ●機能強化型訪問看護療養費1届出　居宅介護支援事業所以外算定要件はクリア（平成29年11月現在）							〈開設〉
職員体制	●居宅介護支援事業所採用活動→採用					●勤務体制表の作成 ●開設後の挨拶回り					●勤務体制調整 　（休日訪問体制）		
事務所整備	●開設場所の決定→さくら ●設備・備品購入計画書作成　●備品注文 ●サービス計画書など記録整備（帳票など）												
申請書類作成	●サービスフローチャートの作成 ●申請書　●人員基準　●運営規定 ●設備基準　●その他添付書類（苦情処理）									●機能強化型訪問看護ステーション届出書類作成			
経理・その他	●収支予測（短期・中期・長期）									●収支予測 ●利用料金表修正　利用者へのお知らせ			

表4:機能強化型訪問看護開設収支シミュレーション内訳 平成30～平成32年(単価:千円)

	第2期(平成30年)		第3期(平成31年)		第4期(平成32年)	
	前期	後期	前期	後期	前期	後期
居宅介護サービス(件)	80	110	120	120	150	150
単価	10	10	10	10	10	10
売上合計	800	1,100	1,200	1,500	1,500	1,500
機能強化型訪問看護療養費1(件)			150	150	150	150
単価			5	5	5	5
売上			750	750	750	750
粗利益	800	1,100	1,950	1,950	2,250	2,250
管理費	1,440	1,440	1,440	1,440	1,440	1,440
人件費	960	960	960	960	960	960
その他の経費	480	480	480	480	480	480
営業利益	△640	△884	△374	136	946	1,656

引用・参考文献
1) 井部俊子他:看護管理学習テキスト第7巻看護制度・政策論,第2版,P.12,日本看護協会出版会,2017.
2) 厚生労働省:在宅医療・介護の推進について
http://www.mhlw.go.jp/seisakunitsuite/bunya/kenkou_iryou/ (2018年1月閲覧).
3) 介護保険・医療保険 訪問看護業務の手引,平成28年4月版,P.114,社会保険研究所,2016.
4) 佐藤美香子:看護管理実践計画書標準テキスト,日総研出版,2016.

●演習2: 3C分析を活用した例

事例　将来の人口減少・医療需要の減少に対応するため訪問看護を活用

　佐藤さんは，A県B地域のC病院で看護マネジャーとして勤務しています。

　日本の生産年齢人口は減少傾向にあり，地域においては過疎化が問題になっていますが，この地域は他地域に比べ過疎化が顕著です。将来的には医療需要も減少し，病院存続の危機が訪れる可能性も考えられます。また，病院の存続に当たっては，近隣の競合病院との生き残りをかけた競争が激化していくことでしょう。

　看護マネジャーの佐藤さんは，このことについてどうしたものかと考えています。何か手立てを講じなければ，将来必ず困ったことになると思っているからです。

- 佐藤さんが勤務するC病院には，病院が立地するD町だけでなく，隣接するE村やF村からも患者が来ます。
- C病院の理念は，「地域の皆さんと共に，生活に密着した保健・医療・福祉を通じ安心と満足の達成を目指します」です。
- C病院の強みは，「所在地近隣の地域の唯一の入院施設である」「医療依存度が高い患者を受け入れている」「24時間365日の訪問看護を行っている」です。
- 弱みは，「他の二次医療圏からの流入が少ないこと」「医師や看護師が他地域に流出し，今後確保が難しいこと」です。
- チャンスは，「超高齢多死社会の到来による看護ニーズの増大，医療依存度の高い患者の増加」などがあります。

　さて，あなたならどのように考えますか？

◎演習シート

◆問題の概要

◆現状把握

◆問題発生の要因

◆解決のための具体的方策

◆その方策についてのリスク

◆最終の意思決定

●解答例

◆問題の概要
佐藤さんが看護マネジャーをしているC病院がある地域は過疎化が顕著である。現在はまだ大丈夫だが，将来は病院の存続を揺るがす事態が発生するかもしれないと，佐藤さんは危惧している。

◆現状把握
- 患者はC病院が立地するD町，隣接するE村，F村の3つのエリアから来院する。
- C病院の理念は「地域の皆さんと共に，生活に密着した保健・医療・福祉を通じ安心と満足の達成を目指す」である。
- 強みは，「所在地近隣の地域の唯一の入院施設」「医療依存度が高い患者を受け入れている」「24時間365日の訪問看護を行っている」である。
- 弱みは，「他の二次医療圏からの流入が少ない」「医師や看護師が他地域に流出したら，今後確保するのは難しい」である。
- チャンスは，「超高齢化多死社会の到来による看護ニーズの増大」「医療依存度の高い患者の増加」である。

◆問題発生の要因
C病院がある地域は今後人口の減少が予想されるため，現在のように近隣地域からの患者だけでは患者数が減少し，将来は病院が危機的状況になる可能性がある。

◆解決のための具体的方策
強みである24時間365日，医療依存度の高い患者にも対応できる訪問看護を活用して，増患する。

◆その方策についてのリスク
- 医師や看護師が他地域に流出すれば，新たに確保するのは困難であることが予測される。
- 患者が他地域に流出する可能性がある。
- 他の訪問看護ステーションでも，24時間365日対応を始める可能性がある。
- 病院経営層の協力が必須である。

◆最終の意思決定
将来の脅威に対しては，今から対応し，アクションを起こすことが望ましいと考える。強みである訪問看護ステーションを活用することが最良の策ではないか。これは，エリア拡大による収益アップにつながるので，内部留保の獲得にもなると考える。

論文

将来の人口減少・医療需要の減少に対応するための戦略
～訪問看護を活用してエリア拡大を図る仕組みの構築

JA長野厚生連 下伊那厚生病院 副看護部長　熊谷和夫

1. 背景

　日本は，団塊の世代800万人が75歳を超える2025年，全人口の4人に1人が後期高齢者という超高齢社会となる。当院は所在地であるD町，近隣のE村・F村を含め唯一の急性期を担う入院施設であり，2025年に向けた地域包括ケアシステムの中で，入院を受け入れる後方病院の役目を担う立場である。しかし，地域を取り巻く環境は，人口や医療需要も減少し，それに伴って当院の入院患者の減少も予測されている（表1）。

　当院の理念は「地域の皆さんと共に，生活に密着した保健・医療・福祉を通じ安心と満足の達成を目指します」であり，当院は地域の唯一の入院施設として医療を担う使命があり，そのためには自組織が永続することが必須である。私は副看護部長であり，病院を存続させるための方策を考える役割がある。当院では24時間365日対応の訪問看護を行っており，他病院では行っていない。そこで，この強みである24時間365日対応の訪問看護を活用して，受療患者のエリア拡大を図る仕組みを構築し，増患を図ることとする。

2. 自施設の組織分析

1）自施設の現状

　一般病棟55床（地域包括ケア病床14床，看護配置基準7対1），療養病棟56床（医療20床，介護36床）で計111床の小規模病院である。訪問看護ステーションは，看護師4人，事務1人で24間365日対応している。

表1：当院を取り巻く環境の変化（2010年を100%とした場合）

（単位：%）

	人口	医療需要	介護需要
D町	97.6	109.1	127.1
E村	86.2	94.1	99.4
F村	88.4	96.0	102.5
G村	86.9	100.2	117.4
H市	88.5	100.3	115.3
I村	66.1	84.3	84.3

国立社会保障・人口問題研究所ホームページを参考に加筆

図1：3C分析

Customer：市場（顧客）

顧客ニーズ
- 自分の住む地域でサービスを受けたい。
- 患者自身で病院を選択することができる。
- 高齢者だけでなく，精神科の患者や小児も地域で暮らしたい。

地域唯一の入院施設として，将来の過疎化に備え，訪問看護ステーションを活用してエリア拡大を図る仕組みを構築する。

Competitor：競合

競合
- 近隣のE村，F村には訪問看護ステーションがない（他施設が立ち上げる可能性がある）。
- 医療依存度の高い患者の受け入れ体制が整っていない。
- 今後利用者を取り合うことになる（人口減少）。

Company：自社

自社の強み
- 24時間365日対応の訪問看護ステーションを拡大できる可能性がある。
- 新しい訪問看護ステーションを立ち上げることができる可能性がある。

2）現状分析

(1) 競合分析～3C分析を使って

　当院で新たな市場を拡大し，成功要因に導くために，外部環境や競合の状況について3C分析を行った（**図1**）。

　「顧客である患者」について見ると，高齢化の一方で人口減少は進行するため，患者の病院を選択する力が増大する。「競合である他病院の動き」について見ると，地域の中で生き残りをかけた競争が激化していく。「自社である当院」について見ると，現状のままでは患者が減少し，病院の危機も生じる可能性がある。

(2) 組織分析（内部環境・外部環境分析）～SWOT分析を使って

　内部環境を分析すると，強みとしては，「近隣のE村，F村を含め唯一の入院施設である」「医療依存度が高い患者を受け入れている」「24時間365日の訪問看護を行っている」，外部環境について分析すると，機会は「超高齢多死社会の到来による看護ニーズの増大，医療依存度の高い患者の増加」が挙げられた（**表2**）。

　これらの分析を踏まえ，課題の明確化を図った。

表2：課題の明確化―SWOT分析

Strength（強み）	Weakness（弱み）
S1：D町，E村，F村で唯一の入院施設である。 S2：近くに競合する病院が少ない。 S3：プライマリーを中心とした急性期から慢性期の病院である。 S4：他地域からの流出・流入が少ない。 S5：24時間365日対応の訪問看護ステーションがある。	W1：常勤の内科医師が3名と少ない。 W2：医師，看護師，介護福祉士の確保が難しい。 W3：他の二次医療圏からの流入が少ない。 W4：緊急時の入院ベッドを確保するのが難しい。 W5：訪問看護が担当する地域が広い（現在車で30分圏内）。 W6：訪問看護の経験が浅いスタッフがいる。
Opportunity（機会）	Threat（脅威）
O1：A県医療構想から，当院への利用者が多いE村，F村，G村，H町では医療需要が減少すると予測されている。 O2：24時間365日対応の訪問看護ステーションがある。 O3：E村，F村には訪問看護ステーションがない。 O4：隣接する特別養護老人ホームを経営統合できるかもしれない。 O5：小児や医療依存度の高い処置（人工呼吸器やIVHなど）を行っていない事業所が一部ある。	T1：高齢化率は，D町27.6％，E村30.5％，F村29.7％，G村50.6％である。 T2：診療報酬・介護報酬同時改定により，7対1看護基準を維持することが困難になる可能性がある。 T3：平成30年の同時改定により報酬が引き下げとなるため減収になる。 T4：医師・看護師が流出したら，新たな人材確保が困難である。 T5：新たな訪問看護ステーションが設立される。

表3：課題の明確化―クロスSWOT分析

		外部環境分析	
		機会	脅威
内部環境分析	強み	積極戦略（強み×機会） ・D町，E村，F村の唯一の入院施設で，急性期から慢性期の患者を受け入れ，地域での役割を果たす。 ・24時間365日対応の訪問看護ステーションを活用し，エリア拡大を図る。	差別化戦略（強み×脅威） ・E村とF村に新たに訪問看護ステーションを設置する。 ・24時間365日対応の訪問看護ステーションを充実させ，開業医からの依頼件数を増やす。
	弱み	弱み克服戦略（弱み×機会） ・地域医療連携を強化して，地域密着型病院としての役割を果たす。	最悪事態回避策（弱み×脅威） ・訪問看護ステーションの合併を進める。

3.最重要課題の明確化～クロスSWOT分析を使って

　課題を明確にするため，クロスSWOT分析を使って4つの戦略を抽出したところ，当院のあるべき姿は，迫りくる地域の過疎化に伴う医療需要の減少に対し，経営の安定を図り地域唯一の入院施設を守ることである（**表3**）。

　以上のことから，強みを生かし，「将来の過疎化に備え，訪問看護ステーションを活用してエリア拡大を図る仕組みの構築」に取り組むこととした。

表4：戦略の可視化―バランスト・スコアカード

	戦略目標	重要成功要因（CSF）	業務評価指標（KPI）	数値目標
財務の視点	地域から信頼される病院となり，訪問件数が増え，増収となる。	地域から選ばれる病院となり，訪問件数が増える。	訪問看護契約件数および1日の訪問件数を増やす	契約件数10％アップ
外部顧客の視点	地域との連携が強化され，利用者の満足度が向上する。	いつでも利用できる訪問看護を構築することにより，利用者満足度が向上している。	・住民満足度 ・アンケート調査	アンケート調査にて各項目の向上が見られる。
内部顧客の視点	地域との連携により，在宅支援が円滑になり，看護満足度が向上する。	地域と連携することで在宅支援が円滑となり，看護満足が向上している。	職務満足度調査	前年度より20％アップ
業務プロセスの視点	地域との連携を強化し，訪問看護ステーションを活用してエリア拡大を図る仕組みを構築する。	・プロジェクトを結成する。 ・地域との連携ができている。 ・緊急時には入院できる体制を整える。	・プロジェクトの結成時期 ・病院や施設を訪問し，当院をPRする。 ・病棟に入院できる病床を確保する。	・3月までに結成 ・毎月1施設 ・緊急時入院用に常時2床を確保
学習と成長の視点	地域連携や訪問看護についての知識・技術を習得する。	・地域連携会議に参加している。 ・地域での研修会が開催されている ・訪問看護師が育成されている。	・地域連携会議の参加率 ・地域での研修会の実施回数 ・訪問看護師の育成人数	・100％参加 ・年3回実施 ・1人育成

4. 看護管理実践計画

1) あるべき姿

　将来の過疎化に伴って患者の減少が予測されるため，地域唯一の急性期入院施設存続のために増患する。

2) 目標

　戦略手法であるバランスト・スコアカードを使用し，戦略の可視化を図った（**表4**）。

表5：アクションプラン

	日程	アクションプランの実施	実施者	評価
財務の視点	毎月 毎月	訪問看護件数の推移を分析	・事務長 ・看護部長	数値目標の達成度評価
外部顧客の視点	6月 12月	・利用者アンケート実施 ・住民満足度調査実施	プロジェクトチーム	前年度との比較分析
内部顧客の視点	12月	職務満足度調査実施	・看護部長 ・看護師長	前年度との比較分析
業務プロセスの視点	毎月 毎月	・施設訪問（1施設） ・訪問看護からの入院件数の把握	・地域連携室 ・看護師長	前年度との比較分析
学習と成長の視点	3・6・9・12月 平成30年度4月〜	・当院主催の地域連携会議を開催 ・研修会の実施 ・訪問看護師を育成	・地域連携室 ・看護部 ・育成担当訪問看護師	・参加率 ・年度内

(1) 4つの戦略目標の策定

4つの戦略目標として，学習と成長の視点では「地域連携や訪問看護についての知識・技術を習得する」，業務プロセスの視点では「地域との連携を強化し，訪問看護ステーションを活用して，エリア拡大を図る仕組みを構築する」，顧客の視点では「利用者の満足度が上がる」，財務の視点では「地域から信頼される病院となり，訪問件数が増え増収となる」とした。

(2) 戦略マップによる戦略の可視化

学習の成長の視点，業務プロセスの視点，顧客の視点，財務の視点の4つの視点それぞれが因果関係を形成するように，戦略の可視化を図った。

3) 具体的計画 (表5)

・学習と成長の視点：人材育成・教育

平成30年新年度より，自施設の看護実践能力の向上を図り，併せて訪問看護に対応できる看護師を養成する。

・業務プロセスの視点の視点：地域との連携強化

平成29年11月より，他施設からの紹介を増加させるため，地域の病院（特に開業

医），介護施設，ケアマネジャーとの連携を強化している。具体的には，近隣の病院，施設，ケアマネジャーを毎月1件ずつ訪問すると共に，ホームページの改善・充実，広報誌への投稿を実施する。

- **顧客の視点：病棟編成の変更**

平成30年度に向け，訪問看護利用者がいつでも入院できる仕組みを医局会・経営プロジェクトチームにて構築する。

- **財務の視点：訪問看護ステーションの確立**

平成30年度には，看護師を1人増員する。また，12月中に受け入れることのできる患者（終末期，がん患者，人工呼吸器装着患者）の範囲を内科医師と協議する。平成31年度には広範囲の地域に対応できるように，新たな訪問看護ステーションの設置（E村，F村）を検討する。

5. 評価の視点・方法

4つの戦略目標に従い，それぞれ評価を行うこととした。評価の視点・方法としては，業績指標および数値目標で示す。

学習と成長の視点の戦略目標「地域連携・訪問看護について知識・技術を取得する」について，業績指標は「地域連携会議の出席率・研修会の開催・訪問看護師の育成人数」，数値目標「100％，1人育成」とした。

業務プロセスの視点の戦略目標「地域との連携を強化し，訪問看護を活用しエリア拡大を図る仕組みを構築する」について，業務指標は「プロジェクトの結成」「病院・施設訪問し当院のPR」，数値目標「3月までに結成」「施設訪問毎月1施設」とした。

顧客の視点の戦略目標「地域との連携が強化され，利用者の満足度が向上する」について，業務指標は「住民満足度・アンケート調査」，数値目標「アンケート調査にて項目の向上が見られる」とした。

財務の視点の戦略目標「地域から信頼される病院となり，訪問件数が増え増収となる」について，業務指標は「訪問看護契約数・1日の訪問件数アップ」，数値目標「契約件数10％アップ」とした。

引用・参考文献
1) 国立社会保障人口問題研究所ホームページ
http://www.ipss.go.jp/（2018年1月閲覧）
2) 川口雅裕, 高須久美子：速習！看護管理者のためのフレームワーク思考, メディカ出版, 2016.
3) 深澤優子：看護事例でわかる部署目標・戦略策定SWOTクロス分析, 日総研出版, 2015.
4) 佐藤美香子：看護管理実践計画書標準テキスト, 日総研出版, 2017.

●演習3：コッターの変革理論を活用した例

> **事例** 救急患者の入院要請に応えるために
> プロジェクトを結成して体制整備

　鈴木さんはA県B市にある中核病院であるC病院の看護マネジャーです。C病院では，B市の高齢化が進むのに伴って救急患者の入院受け入れ要請が増えているにもかかわらず，受け入れ拒否件数が増加しています。しかし鈴木さんは，C病院が地域のニーズに応えるためには，救急患者の入院を積極的に受け入れていく必要があると考えています。

　そこで，この実態と要因を分析したところ，コミュニケーションに問題があるのではないかと考えました。そして，この現状を打破するために，ジョン・コッターの変革理論を用いて救急患者の入院を受け入れる仕組みを構築することにしました。

- C病院は災害拠点病院，地域医療支援病院などに指定されており，7対1入院基本料を算定しています。
- 平成26年度から，救急車受け入れ台数は年々減少しており，断り率は上昇しています。平成29年度はさらに状況が悪化しています。
- C病院の基本理念は「信頼され，心が通う地域医療」です。
- 内部環境の強みは「地域の公立基幹病院である」「脳外科や循環器科，周産期医療が充実している」などで，弱みは「各科のコミュニケーションが不良である」です。
- 外部環境の機会は「地域の高齢化による医療需要の増加」で，脅威は「人口の流出と少子化」です。

　さて，あなたならどのように考えますか？

◎演習シート

◆問題の概要

◆現状把握

◆問題発生の要因

◆解決のための具体的方策

◆その方策についてのリスク

◆最終の意思決定

● 解答例

◆問題の概要
　鈴木看護マネジャーの勤務する病院は，地域の高齢化の進行に伴って救急患者の入院受け入れ要請が増えている。しかし，現状は受け入れ拒否件数が増えている。鈴木看護マネジャーは，地域の医療のニーズに応えるために，受け入れ要請を断らない仕組みを構築することが必要だと考えている。

◆現状把握
・C病院は災害拠点病院，地域医療支援病院，7対1入院基本料を算定している。
・平成26年度以降，救急車受け入れ台数は年々減少しており，平成29年度はさらに状況が悪化している。
・C病院の基本理念は「信頼され，心が通う地域医療」である。
・C病院の内部環境の強みは「地域の公立基幹病院である」「脳外科や循環器科，周産期医療が充実している」で，弱みは「各診療科のコミュニケーションが不良である」である。
・外部環境の機会は「地域の高齢化による医療需要の増加」，脅威は「人口の流出と少子化」である。

◆問題発生の要因
　要請があるにもかかわらず，受け入れを断っている原因は，各診療科のコミュニケーションが不良であることと考えられた。

◆解決するための具体的方策
　各診療科のコミュニケーションに問題が考えられることから，受け入れ要請を断らない仕組みを院内全体に発信する。そのためには，各部署からスタッフを集めてプロジェクトチームを結成し，そこで問題点を洗い出し，対策を考え，各部署に周知させる方法を取る。危機の醸成も必要なため，ジョン・コッターの変革理論を用いる。

◆その方策についてのリスク
・各部署の協力が必要である。
・トップのバックアップが必要である。
・危機の醸成が必要である。

◆最終の意思決定
　トップのバックアップや各部署への協力も得られているので，救急患者の入院を断らないプロジェクトを結成し，仕組みの構築に取り組む。

論文

地域のニーズに応えるための断らない救急体制の構築

桐生厚生総合病院 副看護部長　粕川由貴子

1. 背景

　近年、超高齢社会の進展により救急需要が増大している[1]。当院が位置するA県東部でも、地域の高齢化に伴い、高齢者の救急搬送件数が増大している。このような状況下、当院は地域の中核病院であり、当院の基本理念は「信頼され、心が通う地域医療」である。地域のニーズに応えて救急患者を積極的に受け入れていく使命がある。

　しかし現状は、年々断り率が上昇傾向にある（図1）。私はこの病院の看護マネジャーで、地域連携および入院受け入れ担当責任者でもあり、地域のニーズに応えるため救急患者の入院を積極的に受け入れる使命がある。そこで、救急患者の入院受け入れを断らない体制を構築することにより、地域に貢献したいと考えた。

2. 自施設の組織分析

1) 自施設の現状

　当院は、A県東部に位置する地方自治体法に基づく地域の中核病院である。災害拠点病院、地域医療支援病院などに指定されており、7対1入院基本料を算定している（表1）。

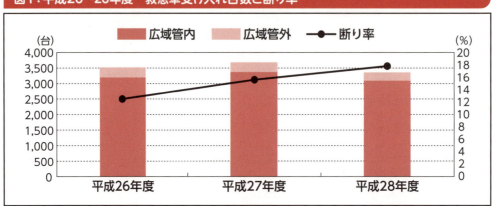

図1：平成26～28年度　救急車受け入れ台数と断り率

表1：C総合病院の概要

理念：信頼され、心が通う地域医療
病床数：471床（一般423床、地域包括ケア44床、感染症4床）
看護単位：15単位　　病床稼働率：72.9%　　平均在院日数：13.2日
役割：災害拠点病院、地域医療支援病院、周産期医療センター
　　　がん診療連携拠点病院、救急告示指定病院

平成26年度以降，救急車受け入れ台数は年々減少する一方，断り率は上昇し，平成29年度はさらに状況が悪化している（**図2**）。

2）現状分析
(1) 要因分析（原因追及ロジック：WHYツリー）
　まず，救急車の受け入れを断っている要因をロジックツリー（WHYツリー）を用いて分析した（**図3**）。

　その結果，「医師の意識の問題」と「救急体制の仕組みの問題」の2つが挙げられた。「医師の意識の問題」をさらに分析すると，「コミュニケーションが取れていない」「他科の医師との連携が取れていない」の2点が挙げられ，これらが重要要因と考えた。

(2) 組織分析（SWOT分析）
　次に内部環境と外部環境を分析し，当院の置かれている状況を把握した上でさらに課題の明確化を図った（**表2**）。

　内部環境の強みは「地域の公立基幹病院である」「脳外科や循環器科，周産期医療が充実している」などがあり，弱みは「各科のコミュニケーションが不良である」であった。

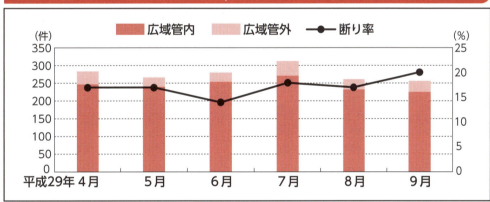

図2：平成29年度　救急車受け入れ台数と断り率

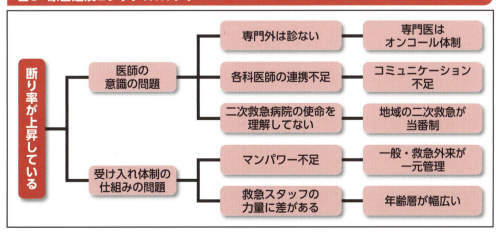

図3：原因追及ロジックWHYツリー

表2：SWOT分析

強み　Strength	弱み　Weakness
・地域の公立基幹病院である。 ・二次救急病院である。 ・脳外科・循環器科など専門医療を提供している。 ・周産期医療が充実している（N12床G15床）。	・新入院患者数，病床利用率が減少している。 ・救急車受け入れ台数が減少している。 ・断り率が上昇している。 ・各科のコミュニケーションが不良である。
機会　Opportunity	脅威　Threat
・地域の医療機関・介護施設との連携 ・地域医療構想による病床の再編 ・地域の高齢化による医療需要の増加	・人口の流出と少子化 ・二次医療圏外への患者の流出

表3：クロスSWOT分析

		外部環境分析	
		機会	脅威
内部環境分析	強み	・断らない救急体制の構築 ・専門分野を積極的に受け入れる ・医療機関や消防署への営業回り	・地域の医療機関・介護施設との連携強化 ・二次医療圏外からの集患
	弱み	・プロジェクトチームを立ち上げ，職員の意識改革を行う ・各科の連携強化	・病床の再編 ・10対1入院基本料への変更

　また，外部環境の機会は「地域の高齢化による医療需要の増加」があり，脅威は「人口の流出と少子化」などが挙げられた。

(3) 最重要課題の明確化

　SWOT分析をさらに進め，クロスSWOT分析を用いて4つの戦略を考えた（**表3**）。
　積極的戦略は「専門分野の積極的な受け入れを行い，断らない救急体制を構築すること」，差別的戦略は「地域の医療機関や介護施設との連携を強化すること」，弱み克服戦略は「プロジェクトチームによる職員の意識改革」，最悪事態回避策は「病床再編，10対1入院基本料への変更」とした。

表4：バランスト・スコアカード

	戦略目標	重要成功要因(CSF)	業績評価指標(KPI)	数値目標
財務の視点	病床利用率が向上し，収益が増える。	病床利用率が上がる。	病床利用率	80％以上
顧客の視点	地域との連携が強化されることで，地域住民や医療機関の満足度が向上する。	地域住民や医療機関の満足度が向上する。	・患者満足度 ・外部アンケート	普通以上が80％以上
業務プロセスの視点	断らない救急医療体制の仕組みの構築	救急医療体制の整備（プロジェクトの結成）	・プロジェクトの結成 ・救急車受け入れ台数 ・断り率	・前年度比20％以上アップ ・前年度比50％減
学習と成長の視点	救急医療の質向上	救急看護認定看護師による継続的な勉強会	勉強会参加率	80％以上

　当院のあるべき姿は「地域のニーズに応じた断らない救急体制が構築されている状態」であることから，緊急性・重要性の点から弱み克服策である「地域のニーズに応えるために断らない救急体制の構築」に取り組むこととした。

3. 看護管理実践計画

　目的は「職員の意識改革を行い，地域の救急のニーズに応えられること」とし，目標は「地域の救急のニーズに応え，地域住民から信頼されるために断らない救急体制を構築する」とした。

　戦略策定に当たり，バランスト・スコアカードの手法を使用した（**表4**）。

　戦略目標として，学習と成長の視点は「救急医療の質向上」，業務プロセスの視点は「断らない救急体制の仕組みを構築する」，顧客の視点は「地域との連携が強化されることで，地域住民や医療機関の満足度が向上する」，財務の視点は「病床利用率が向上し，収益が増える」とした。

　具体的計画には，ジョン・コッター変革理論を基に8段階の手法を使用した（**図4**）。まず，危機の醸成を行い，断らない救急医療の推進プロジェクトを立ち上げ，連帯チームを結成する。次に問題点を洗い出して方策を検討し，仕組みを構築する。実施後は，評価と問題点の抽出を行い，改善する。

図4：コッター変革理論による具体的行動計画

変革のための8段階プロセス	11月	12月	1月	2月	3月	4月
①断らない救急医療体制構築の推進プロジェクトを結成する	→→					
②変革推進のための連帯チームを結成する	→→→	→→				
③問題点の洗い出し，方策を検討する		→→				
④方策を各部署に持ち帰り，周知徹底する			→→	→→		
⑤方策の阻害となる問題を抽出し，解決する				→→	→→	
⑥断らない救急医療体制の仕組みを実践する				→→	→→	
⑦実践の評価し，問題点の抽出を行い，改善する					→→	→→
⑧断らない救急医療体制が定着する						→→

4．評価の視点・方法

　評価については，バランスト・スコアカードの業績指標および数値指標で示す（**表4**）。
　学習と成長の視点「救急医療の質向上」は「勉強会参加率80％以上」，業務プロセスの視点「断らない救急体制の仕組みを構築する」は「断り率前年度比50％減」，顧客の視点「地域との連携が強化されることで，地域住民や医療機関の満足度が向上する」は「患者満足度，外部アンケートの普通以上が80％以上」，財務の視点「病床利用率が向上し収益が増える」は「病床利用率80％以上」とした。

引用・参考文献
1）厚生労働省：救急医療体制のあり方に関する検討会報告書（平成26年2月）
　http://www.mhlw.go.jp/file/05-Shingikai-10801000-Iseikyoku-Soumuka/0000036818.pdf
　（2018年1月閲覧）
2）佐藤美香子：看護管理実践計画書標準テキスト，日総研出版，2017．
3）ジョン・コッター：リーダーシップ論，ダイヤモンド社，2012．
4）ジョン・コッター：カモメになったペンギン，ダイヤモンド社，2007．

●演習4：マッキンゼーの7S分析を活用した例

> **事例** 特定行為に関する看護師研修の臨床実習協力施設体制の構築を図った

　今後迎える高齢多死社会に対応するため，特定行為に関する看護師の研修制度が開始されました。この制度は，医師の判断がなくても特定の手順書により診療補助を行う看護師（特定看護師）の養成を目的にしています。

　A県では，この研修を受けた看護師は3人のみです。田中看護トップマネジャーが勤務するB病院はA県の中核病院であり，この研修制度を担うことになったため，田中看護トップマネジャーは，病院のトップより特定行為に関する研修制度を構築するよう指示を受けました。

- B病院は，A県の地域医療支援病院であり，地域医療を牽引する役割を担っています。病床数460床の急性期病院で，北米型救命救急センターの認可を受け，24時間365日断らない救急医療を提供しています。救急搬送件数は年間約6,500件，ヘリポートには，年間約140件の救急患者が搬送されて来ます。認定看護師は11領域14人，専門看護師は3領域3人，特定看護師研修中の看護師は1人在籍しています。
- 病院の強みは「救急患者受け入れ体制が整備されている」で，弱みは「病院内で特定看護師が認知されていない」です。
- 機会は「2025年に向け在宅医療等の推進」で，脅威は「地域や病院内での特定行為看護師の活用が進まない」です。

マッキンゼーの7S分析で組織分析を行った結果は次のとおりです。
Strategy：A県の医療を牽引
System：先進医療の推進
Structure：フラット組織
Style：時代の変化を先取りし迅速に対応
Staff：専門看護師，認定看護師などのスペシャリスト多数
Skill：急性期看護，高齢者看護，がん看護
Shared-Value：時代の要請を的確にとらえ社会に貢献

　さて，あなたならどのように考えますか？

◎演習シート
◆問題の概要

◆現状把握

◆問題発生の要因

◆解決のための具体的方策

◆その方策についてのリスク

◆最終の意思決定

● 解答例

◆問題の概要
　A県にある田中看護トップマネジャーは，勤務するB病院が特定行為に係る看護師の研修制度を担うことになったため，病院のトップより研修制度の構築について指示を受けた。田中看護トップマネジャーは，病院の地域における使命としてこの責務を果たさなければならないと思っている。

◆現状把握
・B病院は，A県の地域医療支援病院，地域医療を牽引する役割を担っている。
・病床数460床の急性期病院で，北米型救命救急センターの認可を受け，24時間365日断らない救急医療を提供している。
・救急搬送件数は年間約6,500件，ヘリポートには年間約140件の救急患者が搬送されて来る。
・認定看護師は11領域14人，専門看護師は3領域3人，特定看護師研修中の看護師は1人在籍している。
・病院の強みは「救急患者受け入れ体制が整備されている」，弱みは「病院内で特定看護師が認知されていない」である。
・機会は「2025年に向け在宅医療等の推進」，脅威は，「地域や病院内での特定行為看護師の活用が進まない」である。

◆問題発生の要因
・B病院は特定行為に係る研修制度を担うことになったが，A県では初めてであり，ノウハウが確立されていない。
・B病院内では特定看護師という新しい職の形態が認知されていないため，協力が得られるか未知である。
・マッキンゼーの7S分析では，自組織の重要とする価値観は「時代の要請に的確にとらえ社会に貢献」となっていた。

◆解決のための具体的方策
　特定行為に係る看護師の研修制度を構築するためのプロジェクトを立ち上げると共に，特定看護師を認知してもらう場を提供する。

◆その方策についてのリスク
・トップダウンでは当事者任せになりがちであるため，病院全体で取り組む体制を構築する必要がある。
・病院トップとの密な連携が必要である。

◆最終の意思決定
　将来の地域の情勢を見据え，地域の中核病院として，各部署に協力を要請しながら特定行為に係る看護師の研修制度を構築していく。

論文

在宅医療を支えるための特定行為に係る看護師研修の臨床実習協力施設体制の構築

相澤病院 副院長・看護部部長 小坂晶巳

1. 背景

　今後，ますます加速する高齢多死社会に対応するために，特定行為に係る看護師（以下特定看護師）の研修制度が開始された。この制度は厚生労働省が創設し，2025年に向けさらなる在宅医療等の推進を図っていくために，医師又は歯科医師の判断を待たずに手順書により一定の診療の補助を行う看護師を養成し確保することを目的としている[1]。厚生労働省は，2025年までに，特定看護師を10万人養成する予定[2]である。しかしA県内には養成施設がなく，県内の特定看護師は3人という状況である。

　当院は，A県初の地域医療支援病院であり，急性期医療の中核病院として地域医療を牽引する役割を担っている。私は看護トップマネジャーとして，在宅での医療と看護ができる環境づくりや人材育成を行い，地域医療に貢献する使命がある。

　そこで，在宅医療等を支えるための特定行為に関する看護師研修の臨床実習協力施設*体制の構築を行うこととした。

2. 自施設の組織分析

1) 自施設の現状

　当院は病床数460床の急性期病院である。北米型救命救急センターの認可を受け，24時間365日断らない救急医療を提供し，救急搬送件数は年間約6,500件，ヘリポートには年間約140件の救急患者が搬送される。また，当院には認定看護師は11領域14人，専門看護師は3領域3人，特定看護師研修中の看護師は1人在籍している。

2) 現状分析

(1) 組織分析（マッキンゼーの7S分析）

　特定看護師の臨床実習協力施設として整備するため，当院の組織の文化・風土・全体像を知る目的でマッキンゼーの7S分析を行った（図1）。ハードのS（変更可能）は，Strategy：A県の医療を牽引，System：先進医療の推進，Structure：フラット型組織となった。ソフトのS（変更困難）は，Style：時代の変化を先取りし，迅速に対応，Staff：専門看護師や認定看護師などのスペシャリスト多数，Skill：急性期看護，高齢者看護，がん看護において卓越したスキル，Shared-Value：時代の要請を的確にとらえ社会に貢献となり，最も重要な組織の価値観となって形成されていた。

＊特定行為に関する看護師研修の臨床実習協力施設：特定看護師を養成する臨床研修機関からの依頼を受け，研修生の実習を受け入れる施設を指す。

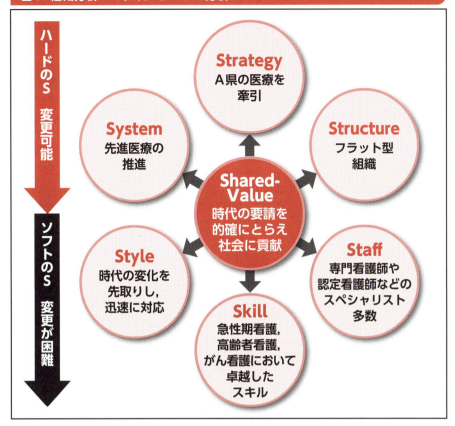

図1：組織分析—マッキンゼーの7S分析

(2) 環境分析 (SWOT分析)

　自院の環境を分析するため，SWOT分析を行った。

　内部環境の強みは「救急患者受け入れ体制が整備されている」で，弱みは「病院内で特定看護師が認知されていない」である。また，外部環境の機会は「2025年に向け在宅医療等の推進」で，脅威は「地域での特定行為看護師の活動が未知である」である。

　以上より，最重要課題の明確化を図った。「病院内で特定看護師が認知されていない」弱みを克服することが，機会である「2025年に向けた在宅医療等の推進」をとらえることになると考えた。

3. 最重要課題の明確化

1) 戦略の抽出 (クロスSWOT)

　まず，4つの戦略を考えた (**表1**)。積極的戦略は「医療体制が充実している当院で，政策である特定看護師を養成し，地域の中で特定看護師を養成する役割を確立する」，差別的戦略は「地域医療機関に特定看護師の役割，活用方法を広報し，地域での特定看護師活用を牽引する」，弱み克服戦略は「特定看護師の必要性を院内に啓蒙し，2025年に向けた在宅医療推進の好機をとらえる」，最悪事態回避策は「特定看護師養成の成果をアピールし，地域医療機関の納得を得る」とした。

表1：環境分析―クロスSWOT

クロスSWOT		外部環境	
		機会	脅威
		O1：厚生労働省の政策 O2：2025年に向けた在宅医療等の推進 O3：A県内に特定看護師3名 O4：A県内に養成施設はない。	T1：地域医療機関や住民は特定看護師を認知していない。 T2：地域内で特定看護師の活用が進んでいない。
内部環境	強み	積極的戦略	差別化戦略
	S1：救急医療体制の充実 S2：がん診療体制の充実 S3：地域医療支援病院体制の充実 S4：臨床研修指導医教育体制の充実 S5：認定看護師14名・専門看護師3名	医療体制が充実している当院で，政策である特定看護師を養成し，地域の中で特定看護師を養成する役割を確立する。	地域医療機関に特定看護師の役割，活用方法を広報し，地域での特定看護師活用を牽引する。
	弱み	弱み克服戦略	最悪事態回避策
	W1：院内で特定看護師が認知されていない。 W2：院内で特定看護師の活用方法が未知である。 W3：一部の診療科医師が不足している。	特定看護師の必要性を院内に啓蒙し，2025年に向けた在宅医療推進の好機をとらえる。	特定看護師養成の成果をアピールし，地域医療機関の納得を得る。

2）最重要課題（戦略）の決定

当院のあるべき姿は，「時代の要請に応え，地域の中で特定看護師の臨床実習協力施設としての地位を確立し，地域医療に貢献する」ことという視点から，重要であり緊急性の高い戦略として弱み克服戦略「特定看護師の必要性を院内に啓蒙し2025年に向けた在宅医療推進の好機をとらえる」を行うこととした。

4. 看護管理実践計画

1）目的

在宅医療を支えるための特定行為に関する看護師研修の臨床実習協力施設体制の構築

2）目標および評価の視点

地域の中で，特定看護師の臨床実習協力施設の地位を確立するという戦略策定に当たり，バランスト・スコアカードの手法を使用した（**表2**）。

第1に，「学習と成長の視点」の戦略目標は「特定看護師について院内コアメンバーに周知する」とし，重要成功要因は「特定看護師制度の説明会の実施」，業績指標は「説明会参加率」，数値目標は「100％」とした。

表2：戦略策定―バランスト・スコアカード

	戦略目標	重要成功要因	KPI	目標値
財務の視点	特定看護師の臨床実習協力施設費用を獲得する。	実習依頼を断らない	実習依頼応需率	100%
外部顧客の視点	特定看護師を養成し，地域医療を牽引する。	実習生を受け入れる	実習依頼応需率	100%
内部顧客の視点	診療部の同意を得る。	指導医一人ひとりへの説明	指導医の同意率	100%
業務プロセスの視点	特定看護師の臨床実習協力施設の仕組み構築する。	関連部署との円滑な調整	特定看護師の臨床実習協力施設に登録される	所定期限内に登録完了
学習と成長の視点	特定看護師について院内コアメンバーに周知する。	特定看護師制度の説明会の実施	説明会参加率	100%

　第2に，「業務プロセスの視点」の戦略目標は「特定看護師の臨床実習協力施設の仕組みを構築する」とし，重要成功要因は「関連部署との円滑な調整」，業績指標は「臨床実習施設に登録される」，数値目標は「所定期限内に登録完了」とした。

　第3に，「内部顧客の視点」の戦略目標は「診療部の同意を得る」とし，重要成功要因は「指導医一人ひとりへの説明」，業績指標は「指導医の同意率」，数値目標は「100%」とした。

　第4に，「外部顧客の視点」の戦略目標は「特定看護師を養成し，地域医療を牽引する」とし，重要成功要因は「実習生を受け入れる」，業績指標は「実習依頼応需率」，数値目標は「100%」とした。

　第5に，「財務の視点」の戦略目標は「特定看護師の臨床実習協力施設費用を獲得する」とし，重要成功要因は「実習依頼を断らない」，業績指標は「実習依頼応需率」，数値目標は「100%」とした。

3）具体的計画（表4）

　2017年11月は，特定看護師について院内コアメンバーを対象にした説明会を実施する。12月には関連部署と連携し，特定看護師の臨床実習協力施設になるための書類を作成する。同時に，診療部医師一人ひとりに説明する。そして，3月までに特定看護師の臨床実習協力施設としての登録を終え，4月以降の実習生受け入れ準備を開始する。

表4：アクションプラン

	戦略目標	アクションプラン	平成29年度（月）					平成30年度（月）						
			11	12	1	2	3	4	5	6	7	8	9	10
学習と成長の視点	特定看護師を院内コアメンバーに周知する。	説明会を実施する。	→											
業務プロセスの視点	特定看護師の臨床実習協力施設の仕組みを構築する。	・事務部門と書類を作成する。 ・医療安全室相談窓口に対応を依頼する。 ・実習生管理委員会を立ち上げる。 ・特定行為手順書を作成する。 ・実習生管理委員会を持続的に開催する。		→ →		→								→ →
内部顧客の視点	診療部の同意を得る。	診療部医師に説明する。		→										
外部顧客の視点	特定看護師を養成することにより，地域医療を牽引する。	・臨床研修機関と連携を取る。 ・実習生を受け入れる。												→ →
財務の視点	・臨床実習協力施設費用を獲得する。 ・将来的には在宅医療による収入を得る。	実習生を受け入れる。												→

5. 結語

　2025年に向け高齢多死社会を支える特定看護師の役割は重要であり，看護師の役割拡大の意味も含めて大きく期待される制度と考える。本制度は開始されたばかりだが，今後の在宅医療を支えるため，特定看護師の養成に尽力していきたい。

引用・参考文献
1）厚生労働省ホームページ「特定行為に係る看護師の研修制度の内容」
　http://www.mhlw.go.jp/stf/seisakunitsuite/bunya/0000070423.html（2017年11月閲覧）
2）厚生労働省：「特定行為に係る看護師の研修制度に関する事業の実施状況・計画について」
　http://www.mhlw.go.jp/file/06-Seisakujouhou-10800000-Iseikyoku/0000177958.pdf（2017年11月閲覧）
3）阿南みと子：病院長と看護部長で進める「プロの医療人」育成の取り組み，看護展望，Vol.39，No.9，P.22〜27，2014.
4）加藤典子：特定行為研修1年間の状況と国としての今後の取り組み，看護展望，Vol.41，No.12，P.14〜19，2016.

●演習5: 自施設のアンケート調査を活用した例

> **事例** 地域連携を強化させるために，在宅移行支援療養の院内教育プログラムを活用して教育体制を構築

　A県南部では，高齢化の進行が加速しており，これは全国平均よりも高い水準です。
　B病院はA県南部の中核病院であり，広範囲に医療を担っています。経営理念は「地域との共生」です。しかし，看護の現状は，煩雑な業務や日替わりで受け持ちが交代するなどの勤務状況から，患者の退院後の生活を見据えた退院指導ができていません。また，介護福祉施設との連携が円滑に行われないため，退院支援が不十分であると指摘されています。

　山田さんはB病院の教育担当の看護マネジャーです。役割は，時代のニーズに対応した在宅での療養生活を支える看護師を育成していくことであると考えています。
　そこで，在宅移行支援療養の院内教育プログラムを作成し，それを活用して退院後の生活を見据えた看護の視点で退院支援ができる教育体制を整備したいと考えています。
　B病棟は，病床数917床，標榜診療科33科，平均在院日数12日，平均病床稼働率91％，在宅復帰率91％，入院基本料7対1です。看護師数は875人，看護師教育はクリニカルラダー教育，地域看護における認定看護師1人，特定行為研修を修了予定の看護師が1人います。

　看護師対象にアンケート調査結果では，「社会資源などの知識がないため，退院指導を支援しにくい」「日替わりの受け持ちでは，退院後の生活を見越した指導が難しい」などの声が上がっています。ロジックツリーを用いて分析した結果，退院後の患者の生活像がイメージできないことの最重要要因は，「地域看護に関する院内教育プログラムがない」こととなりました。

さて，あなたならどのように考えますか？

◎演習シート

◆問題の概要

◆現状把握

◆問題発生の要因

◆解決のための具体的方策

◆その方策についてのリスク

◆最終の意思決定

●解答例

◆問題の概要

　A県南部にあるB病院の理念は「地域との共生」であるが，看護の現状として，退院後の患者の生活像を見据えた看護が提供できていないのではないかという声が上がっている。また，介護福祉施設から連携が不十分であるとの指摘も受けている。

　山田さんは教育担当の看護マネジャーであり，地域看護の視点を持った看護師の育成が必要であると考えている。

◆現状把握

　病院概要は，病床数917床，標榜診療科33科，平均在院日数12日，平均病床稼働率91％，在宅復帰率91％，入院基本料7対1，看護師数875人，看護師教育はクリニカルラダー教育，地域看護専門看護師1人，特定行為研修修了予定の看護師が1人である。

　アンケート調査の結果，「社会資源などの知識がないため，退院指導を支援しにくい」「日替わりの受け持ちでは退院後の生活を見越した指導は困難」などが挙げられた。

◆問題発生の要因

　退院後の患者の生活像がイメージできない要因として，「地域看護に関する院内教育プログラムがない」ことが明らかになった。

◆解決のための具体的方策

　退院後の患者の生活像がイメージできない要因は「地域看護に関する院内教育プログラムがない」ことであることから，地域看護に関する院内教育プログラム（在宅移行支援療養の院内教育プログラム）を作成し，それを活用して地域看護の視点で退院支援ができる看護師を育成する。

◆その方策についてのリスク

・地域看護の視点が必要であるとの認識が看護部全体にないと形骸化する。
・トップのバックアップが必要である。
・どのような視点が必要かは，在宅部門との協議が必要である。

◆最終の意思決定

　教育部門の担当として，時代に合った人材を育成するため，プログラムを作成し，地域看護の視点で退院支援ができる看護師を育成する。

論文

退院後の生活を見据えた地域看護の視点で退院支援ができる教育体制の構築

亀田総合病院 副看護部長　安田友惠

1. 背景

近年，我が国においては，医療の進歩や保健福祉政策の充実により平均寿命が延伸している一方で，出生数が減少し少子高齢化が社会問題となっている。当院が位置するA県南部地域においても高齢化の進行が加速し，2025年には42.3％となると推測されており，全国平均の30.3％[1]と比較しても高い水準である。

このような状況下，当院はA県南部にまたがる広範囲の医療を担っている。経営理念は「地域との共生」であり，地域の中核病院として退院する患者が障害や疾病を抱えながらも住み慣れた地域で自分らしい生活が送れるよう在宅での生活を支える使命がある。しかし，看護の現状は，煩雑な業務や日々受け持ちが交代するなどの勤務状況から，患者の退院後の生活を見据えた指導ができているとは言い難い。また，介護福祉施設からは連携が円滑に行われず退院支援が不十分であるという意見も出されている。

私は当院の教育担当の看護マネジャーであり，私の使命は時代のニーズに対応した在宅での療養生活を支える看護師を育成していくことである。

そこで，当院の看護師が，医療的視点だけでなく早期に退院後の生活を見据えた看護の視点で退院支援ができるように教育体制の構築をしたいと考えた。

2. 自施設の組織分析

1) 自施設の現状

当院の病床数は917床，標榜している診療科33科，平均在院日数12日で，平均病床稼働率は91％，在宅復帰率は91％である。入院基本料7対1を算定し，看護師数は875名である。看護師教育はクリニカルラダーによる教育で，地域看護専門看護師1人，特定行為研修修了予定の看護師1人がいる。

まず，退院支援に関する現状を把握するため，看護師を対象に行ったアンケートの結果，「社会資源などの知識がないため，退院指導が支援しにくい」「日替わりの受け持ちでは退院後の生活を見越した指導は困難」などが挙げられた（図1，表1）。

2) 自施設の現状分析

(1) 要因分析（ロジックツリー）

さらに，退院後の生活を見据えた看護ができていない要因についてロジックツリーを用いて分析した（図2）。

その結果，退院後の患者の生活像がイメージできないことの最重要要因として「地域看護に関する院内教育プログラムがない」ことが挙げられた。

図1：退院支援に関するアンケート結果

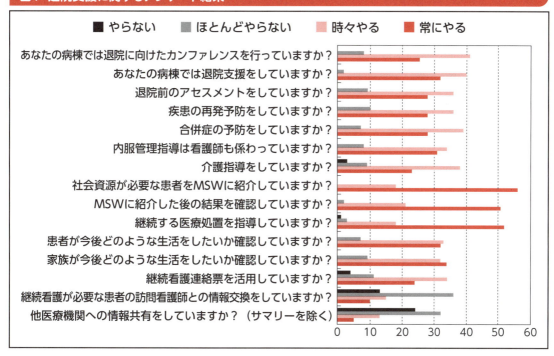

表1：「ほとんどやらない」「やらない」と答えた理由の自由記載が多かった4項目

- 日替わりの受け持ちでは退院後の生活を見越した指導が困難である。
- 社会資源などの知識がないため，退院指導を支援しづらい。
- 退院が決定するのが遅く，退院支援の時間がない。
- 業務が多忙であり，時間を確保しづらい。

図2：ロジックツリー（Why）

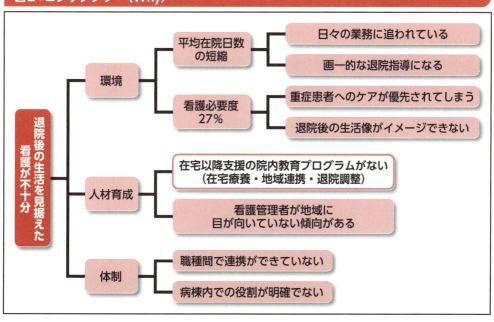

表2：組織分析（SWOT分析）

	強み S	弱み W
内部環境	・高度急性期病院 ・今年度より入院基本料7対1 ・関連事業所に病院，クリニック，各種福祉施設，訪問看護ステーションがある。 ・専門看護師2人，認定看護師26人 ・グループ内に看護大学がある。	・病棟看護師は地域での患者の生活を知る機会がない。 ・訪問看護師から退院支援が不十分と言われる。 ・看護管理者が地域を向いていない傾向がある。 ・在宅療養の視点を持った系統的退院支援教育のプログラムがない。
	機会 O	脅威 T
外部環境	・二次医療圏以外からの患者の流入がある（県外13％） ・C市の構想によって，地域包括ケアシステムが推進されている。 ・地域活性化の取り組みを行っている。 ・地域包括ケアシステムとして，地域で長く生活できることが求められている。	・高齢化率39％（2025年には42％） ・看護必要度27％ ・独居の高齢者，高齢者世帯が増えている。 ・訪問看護師の訪問範囲が広い。 ・平均在院日数の減少（12日）により，退院後の継続医療が必要な患者が増えている。 ・交通の利便性が低い。

（2）組織分析（内部環境・外部環境）

次に，SWOT分析を用いて当院の内部環境および外部環境を把握した（**表2**）。内部環境の弱みとして「在宅療養の視点を持った系統的退院支援教育のプログラムがない」，外部環境の機会として「地域包括ケアシステムとして，地域で長く生活できることが求められている」が挙げられた。

3. 最重要課題の明確化

そして最重要課題を明確にするために，クロスSWOTを用いて4つの戦略を抽出した（**表3**）。当院のあるべき姿は，「安心して地域で長く暮らせるように，退院後の生活を見据えた看護を提供できるような教育体制が構築された状態」であることから，緊急度・重要度の高い弱み克服戦略である「患者が地域で長く生活できるよう，病棟看護師が退院後の生活を見据えた看護ができるような教育体制の構築」に取り組むこととした。

4. 組織変革改善計画

1）目的
退院後の生活を見据えた地域看護の視点で退院支援ができる教育体制を構築する。

2）目標
在宅での療養生活を支えるための地域看護教育システムを整備する。

戦略策定に当たり，戦略手法であるバランスト・スコアカードの手法を使用した（**表4**）。因果関係によって，戦略が達成できるようにした。

表3：最重要課題の明確化（クロスSWOT）

	機会	脅威
	積極的戦略（強み×機会）	**差別化戦略（強み×脅威）**
強み	訪問看護ステーションやグループ内の教育機関を活用し，患者の生活像を見据えた看護ができるよう，理論から実践までの教育を展開する。	看護師の専門性を生かし，患者の状態に適した在宅療養を提供できる体制を整備する。
	弱み克服戦略（弱み×機会）	**最悪事態回避策（弱み×脅威）**
弱み	地域包括ケアシステムを推進すると共に，患者が地域で長く生活できるよう，病棟看護師は退院後の生活を見据えた看護ができるようにする。	入職時より，地域包括ケアシステムの中で活躍できる人材となるよう育成し，訪問看護ステーションの強化を図ることで人材の流出を回避する。

表4：戦略策定（バランスト・スコアカード）

	戦略目標	重要成功要因	業務評価指標	数値目標
外部顧客の視点	安心して退院でき，患者・家族の顧客満足度が向上する。	・患者や家族の信頼と満足を得る。 ・再入院率が減少する。	・患者満足度 ・在宅患者再入院率	・80％ ・昨年度比較分析
内部顧客の視点	自分の看護ができ職員満足度が向上する。	急性期病院での看護師の役割を理解し，満足感を得る。	・満足度調査	80％
業務プロセスの視点	退院後の生活を見据えた看護実践能力向上のための教育体制を構築する。	・教育体制の組織が明確である。 ・地域看護教育マニュアルが作成されている。	・教育体制の組織図の作成 ・地域看護教育マニュアルの作成	・平成31年1月 ・平成30円5月までに完成
学習の成長の視点	退院後の生活を見据えた看護が展開できる知識と実践力を習得する。	退院後の生活を見据えた教育プログラムを構築し，看護師が知識・技術を習得して看護実践ができる。	・プロジェクト立ち上げ ・教育プログラムの企画・運営・評価 ・退院支援成果発表	・平成29年12月 ・平成30年2月までに完成 ・平成31年3月に5事例発表

　学習と成長の視点として「退院後の生活を見据えた看護が展開できる知識と実践力を習得する」とし，業務プロセスの視点で「退院後の生活を見据えた看護実践能力向上のための教育体制を構築する」が達成され，内部顧客の視点「自分の看護ができ，職員満足が向上する」が達成されるとした。そして，外部顧客の視点「安心して退院でき，患者・家族の顧客満足度が向上する」を達成させるとした。

　この3つの戦略目標のうち，学習と成長の視点の戦略目標について述べる。

　重要成功要因は「退院後の生活を見据えた教育プログラムを構築し，看護師が知識・技術を習得して看護実践ができる」，業務指標は，「プロジェクトの立ち上げ」「教

表5：アクションプラン（学習と成長の視点）

日程	アクションプランの実施	実施者	評価
平成29年12月	1. 平成30年度教育計画に在宅移行支援の内容を入れることを看護部に提案する。 2. プログラムを検討し，プロジェクト設置する。 　内容については，訪問看護認定看護師，退院支援看護師，MSWで検討すると共にK医療大学聴講制度の活用を検討する。	1. 教育担当副部長 2. 教育担当副部長 　退院支援看護師 　訪問看護認定看護師 　MSW	提案の承認 必要内容が抽出される。
平成30年1月	3. 教育内容をラダー別に落とし込む。	3. 教育担当副部長 　教育委員会委員長	ラダー別に計画が立案される。
2月	4. 教育委員会に提示し，意見交換を行う。	4. 教育担当副部長	教育委員会の意見を参考に修正する。
3月	5. 師長会で平成30年度の教育プログラムに在宅移行支援の内容を追加した目的と背景を説明し，承認を得る。 6. 周知徹底のため，各病棟教育計画に入れるよう依頼する。 7. 研修ごとに評価する。各病棟内での教育実績報告	5. 教育担当副部長 6. 教育担当副部長 7. 教育委員会 　各病棟	承認 病棟内教育計画に反映される。 アンケート評価
平成31年2月 3月	8. 年度末に実施した研修の評価を行う。参加者にアンケートを実施する。 9. 退院支援の成果発表会を実施する。プログラム全体評価，次年度課題抽出	8.9. 教育委員会 　教育担当副部長 　プログラム検討プロジェクト	次年度課題が抽出される。

育プログラムの企画・運営・評価」「退院支援成果発表」とし，それぞれの数値目標を，「平成29年12月」「平成30年2月まで」「平成31年3月に5事例発表」とした。

3）具体的計画

ここでは，学習と成長の視点について述べる。

まず，平成29年12月に，教育計画に在宅療養移行支援の内容を入れることを看護部に提案すると共に行動計画を示す。その後，教育プログラム検討プロジェクトを多職種の協力を得て立ち上げ，平成30年2月までにラダー別教育プログラムを完成させる。そして，平成31年3月までに，実施したプログラムの評価と退院支援の成果発表会を行う。詳細はアクションプラン（学習と成長の視点）に従う（**表5**）。

5. 評価の視点・方法

平成30年3月までに，在宅移行支援療養の院内教育プログラムを作成し，平成30年度にプログラムを実行することとした。評価視点・方法として，「プロジェクトの立ち上げ」「プログラムの完成」「プログラムの周知」「退院支援ができている状態を定着させること」とする。

引用・参考文献
1）日本医師会総合政策研究機構：地域の医療体制の現状－都道府県別・二次医療圏別データ集
　http://www.jmari.med.or.jp/download/wp323_data/12.pdf（2017年10月閲覧）
2）佐藤美香子：看護管理実践計画書，日総研出版，2016．
3）宇都宮宏子編：看護がつながる在宅療養移行支援，日本看護協会出版会，2014．

トップマネジャーに必要な能力 コンピテンシー（行動特性）

第6章

本章では，コンピテンシーとは何か，それがどのように使われるのか，自組織のコンピテンシーをどのように作成するのか，どのようにコンピテンシーモデルを導入しイノベーションを行うのかなどについて，重点的に学んでいきます。

① コンピテンシーとは

経済界で広く活用されているコンピテンシー

　コンピテンシーという概念は，私がMBA課程で学んでいたころ（かれこれ13年も前）に企業でもてはやされていました。私はこのころに習得した内容を基にして中小病院のコンピテンシーというモデルを作り，現在も使用しています。

　最近看護界でも広く使われているコンピテンシーですが，言葉は知っているものの，うまく説明できないものの一つかもしれません。コンピテンシーは，「**行動特性**」と訳され，「**特定の職務において高い業績を上げている，つまりベストプラクティスの人の行動特性**」と言えます。コンピテンシーの開発の目的は，優秀な人はどのような行動を取っているのかを観察・分析することによってその特有な行動を明らかにし，その優秀な人の行動を模倣して優秀な成績を収めたり，仕事の業績を上げたりすることができるようにしようということです。

　例えば，朝早く勉強したり，机の上が片づいていたりという行動特性が勉強ができる人にあれば，その行動を模倣することで勉強ができるようになるわけです。ほかにも「仕事のできる人はすぐ書類を裁く」という行動特性を考えてみると，後回しにしたことでその書類の在り処を探すのに手間取ったり，時間が余分にかかってしまいますから，好業績の人は仕事を手早く片づける要領の良さを持っていると言えます。

　また，5〜6年前の看護管理学会の講演で，「看護師で仕事ができる人はどんな行動をとっているのか」という講演がありました。その時，「しなやかさ」と言われたことを今でも覚えていますが，状況や対象により自分を変えられることかとその時納得しました（私がベストプラクティスになれない所以はそこか？と納得）。

　コンピテンシーを初めて経済界に応用したのは，マクレランドです。彼は1973年に学校や採用試験の学力テストや適性検査は，仕事での成功や充実した人生とは関連がないという研究結果を示し，知能ではなくコミュニケーション能力，忍耐，目標設定，自己開発などのスキルの測定の必要性を提唱しました。

　その後，1980年にマクラガンが，知識，スキル，態度，知的戦略について，業績との関連を発表し，1982年にはボヤツィスが，動因，特性，自己イメージ，態度，価値観，知識，スキルと業績との関連を発表しました。さらに1993年には，ライル・M. スペンサー，シグネ・M. スペンサーが動因，特性，自己イメージ，知識，スキルと業績との関連について発表しました。

　このように，コンピテンシーは採用，配属，昇進，能力開発，報酬評価などに活用されています。

コンピテンシーを看護管理に応用するには

コンピテンシーは，**看護管理にも活用できそう**です。

例えば，看護実践能力に卓越し，頭脳明晰と言われる看護師が看護管理者に抜擢され職に就いた途端，大量離職が発生したり，重大なアクシデント事故が起こったりすることがあります。一方，看護実践能力は平均並みであったにもかかわらず，円滑にマネジメントを行う看護師もいます。これはどうしてでしょうか。

武村らは「こうした成果をもたらすためには，看護管理基準，看護管理マニュアル，職務記述書などに記された，決められた職務を遂行するだけでは不十分である。大きな問題が起きないにしても必ずしも上記のような望ましい成果にはつながらないからである。成果を上げるのは，何をするかと同時にどのようにするかが重要であり，このプロセスにあたる部分がコンピテンシーなのである」[1]と述べています。つまり看護管理基準，看護管理マニュアル，職務記述書などに依存するだけではマネジメント能力は不十分であり，「どのように行動しているか」というアクションを観察し，自分のものにすることが重要となるのです。

また，マネジメントを円滑にできる看護管理者は，何か特別な行動パターンを持っていると考えられます。そして円滑に看護マネジメントを行うことのできる人の行動特性を観察・分析し，自分のものにすることは，私たち看護管理者にとって有益となります。

コンピテンシーの活用

コンピテンシーは，次のような場面で活用されています（**図1**）。スタッフをどの

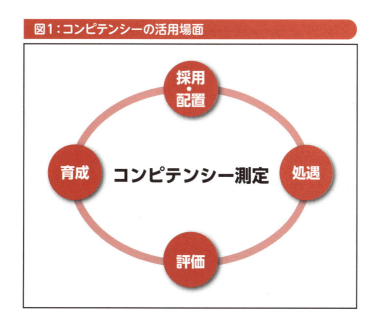

図1：コンピテンシーの活用場面

ように**評価**したらよいのか，どのように**配置**したらよいのか，**処遇**はどのようにするのか，**育成**はどうするかなどが明確になってきます。

採用・配置

採用面接の際に，学生時代や前職での行動について，なぜそのような行動を取ったかについて聞き取り，組織への適正，能力レベル，行動特性を評価して採用可否や配置の参考にします。

育成

理想の**コンピテンシーモデル**を定め，**目標**を設定し，**あるべき姿**を意識して積極的に行動できるように人材育成を行います。また，そうした行動を取るためには，どのような能力を身につけなければならないかを認識し，能力開発を行います。

評価

目標とした行動が達成されたか，行動するために身につけなければならない能力を身につけたかを**評価**します。

コンピテンシーは，能動的表現を使って「～する」というように表します。そのため，これを評価に使うと，評価者にとっては評価しやすく，評価される者にとってはどのような行動を取ったらよいのか分かりやすく，成果を出すための具体的行動をイメージしやすいというメリットがあります。

コンピテンシーとは，能力と意欲を乗じたもの（行動）

結果（成果）を出すためには，行動を起こします。そのプロセスには，個人の持っている能力と意欲が必要で，どちらが欠けても成果は出ません。例えば，「彼は，能力があるのにやる気がないから仕事がうまくいかないんじゃないか？」という場合は意欲が欠けており，反対に「彼はガッツはあるんだけど，スキルに問題がある」という場合は能力がないのです。つまり，能力と意欲を乗じたものが行動であり，コンピテンシーということになるわけです。

> 能力（スキル）×意欲＝行動⇒コンピテンシー

処遇

コンピテンシーにより評価を行い，処遇や報酬に反映させます。

コンピテンシーモデルの設計と構築

設計手法

コンピテンシーモデルの設計の手法には，理想型と実在型の2つの方法があり，その特徴は次のとおりです。

理想型：自組織が目指す人物像を示し，取るべき行動をコンピテンシーで抽出する

ものです。比較的簡単にできますが，サンプリングがランダムではないので完璧なコンピテンシーとは言い難いこともあります。手軽にできる点がメリットと言えます。

実在型：自組織で高い業績を上げているスタッフに対してヒアリングやインタビュー調査を行うなど行動を観察した上で行動特性を抽出する方法です。厳密に抽出できるのが利点ですが，時間とお金がかかります。

構築の仕方

また，コンピテンシーモデルの構築には，自分で作成する抽出型と既存のものを使う選択型の2つがあります。

抽出型：あるべき人物像の抽出や好業績のスタッフへの調査により，自組織独自のコンピテンシーを抽出する方法です。

選択型：既存のものを参考にしたり，支援者の資料を使用したり，他者が作成したものを自組織に当てはめて使う方法です。

自組織のコンピテンシーモデルの構築のプロセス

コンピテンシーモデルを構築する場合，プロセスを重視することが必要です。通常は，変革理論などを活用するとさらに組織への定着が図れます。順序は次のとおりです。

①自組織におけるコンピテンシーモデル活用の目的・意義を明らかにし，現状を把握する。

まず，自組織においてなぜコンピテンシーモデルを構築することになったのか，その背景と目的を明確にします。例えば，「病院の稼働が落ちている。このままでは厳しい状況になりそうである。何とかしなければ。どのような方法がよいのか？　Aさんのように患者さんに優しくて家族対応もできていて，医師にテキパキと意見が言える人が10人いたら，うちの病院も業績が上がると思う。だから，Aさんのような看護師をたくさん育てよう！」などのように，始める理由を明らかにしましょう。

また，事前に人材育成に関する問題をアンケートなどで調査し把握しておくと，コンピテンシーモデル活用の目的・意義がさらに明確になってきます。「近隣の病院で行っているから，うちの病院もしなければ時代に乗り遅れる」ぐらいの理由でコンピテンシーを作っても実際には活用できないこともあります。

②自組織のミッションやビジョンとの整合性を図る

組織によって求める人物像は違いますから，当然コンピテンシーも組織によって違います。そこで，まず組織が何のために存在し，何を目指しているのかというミッション・ビジョンを確認することが大切です。

③組織が求める人物像を明確にする

役割や責務が異なるスタッフと管理職，看護師長と看護部長では，自ずとコンピテンシーも違います。したがって，コンピテンシーモデルは職位別に作成する必要があ

ります。これにはブレーンストーミングのような率直な意見交換の場を設けたり、師長会を活用して師長のあるべき人物像はどういうものかを話し合うなどして、まとめていく方法が適切でしょう（理想型モデル）。

　また、ベストプラクティスと思われる人物3〜5人にインタビュー調査をし、逐語録に起こして抽象度を上げ、コンピテンシーを抽出する方法もありますが、多くの時間を費やします（実在型モデル）。

コンピテンシーモデル作成の手順
①コンピテンシーを作成し、定義する。
　コンピテンシーの数は10前後が適切です。数が多いと評価に時間かかりますし、また、項目が少ないと完全に評価できないということになります。
②コンピテンシーごとに、行動着眼点を作成し、定義する。
　例）リーダーシップ：組織を活性化させ牽引し、組織力を高める力
　　　人間関係構築力：他者との人間関係を築ける力
　　　戦略思考力：資源を調整し、成果を出す力
　　　業務遂行能力：困難があっても業務を成し遂げる力
　　　マインド：役割を認識して責任を果たすことができる力
③行動レベルを作成する
　具体的な行動の目標を5段階で示します。対象の職位は、看護部長、副看護部長、看護師長、看護主任、看護副主任などという区分になります。

＊　＊　＊

　コンピテンシーの例を以下に示します。

コンピテンシー：思考力
　定義：物事を深く考え抜く力
　行動着眼点：戦略思考力
　定義：外部環境を把握して将来ビジョンを描き、実現のために戦略シナリオを
　　　　策定し、課題を明確にして戦略を立案する。
　行動レベル：①ビジョンに基づいて戦略を立案する
　　　　　　　②環境の変化を把握し、対応する
　　　　　　　③長期的視点で思考する
　　　　　　　④細部にとらわれず大局的にアプローチできる
　　　　　　　⑤部署の利益にとらわれず全体にとって最適な視点で考えられる

コンピテンシーの評価

コンピテンシーの評価測定はレベルと強さを5段階評価で行います（**表1**）。

コンピテンシーの評価の留意点

コンピテンシーを完璧に評価することはできません。なぜなら，コンピテンシーが環境に左右されるからです。例えば，部署が変わればできていた仕事ができないかもしれません。また，周囲の人との相対的な力関係やチーム内の役割分担でもコンピテンシーに変化が生じます。相対的に評価するか，どのコンピテンシーが優れているかを評価することになります。

評価の内容やプロセスは第三者にも理解しやすいようにシンプルに記載し，開示することで，公平な評価が可能となります。

コンピテンシーの評価の客観性

キャリアの目標の視点

・総合的に人物像（あるべき姿）と合っているかどうかを見る。
・複数のメンバーに序列をつける。
・自己満足感や自己効力感について見る（自己評価）。

昇格判断

・人間的視点やスキルの視点など多面的に評価する。
・2～3の視点から複数メンバーに序列をつける。
・2～3の視点からタイプに分類する（自己評価）。

業務委譲の視点

・多面的視点から人物像と評価する。
・多面的な視点から複数メンバーと比較する。
・個々の強み・弱みを評価する（自己評価）。

表1：コンピテンシーの5段階評価

s 評価	他者の模範になるような卓越したレベル
a 評価	期待以上のレベル
b 評価	できることが前提であるレベル
c 評価	役割を果たすにはやや問題があるレベル
d 評価	問題が果たせていないレベル

コンピテンシーの行動インタビュー
(BEI：Behavioral Event interview*＝行動・結果・面接)

　BEIは，過去にあった具体的な行動事実をインタビューして収集します。1人2時間程度インタビューします。採用面接でこのBEIを活用する場合は，その結果により，自組織のコンピテンシーモデルに近い人を採用するようにします。

コンピテンシーから見えてきたもの
好業績の人の行動特性
- よく動き常に行動している。
- 仮説を持って行動し，振り返りを記憶にとどめている。
- いつも自分の目標を設定している。
- 他者に対する影響力が強い。
- 自分が動かなくても第三者を動かすなど工夫している。
- 患者・家族やその他のステークホルダーに対する顧客志向が強い。
- 成果を執拗に追及する。
- 分析志向が強い。
- 他部署や上司から了解を得ることの重要性を認識している。
- 相手の欲していることを感じ取る能力が高い。
- 問題の要因を追究し，問題を解決しようとする。
- 柔軟かつ迅速に対応できる。
- 達成志向が強く，納期を守る。
- 専門性習得力に優れ，自らの経験・手法を他者に伝える能力が高い。

業績が悪い人の行動特性
- 話し好きで自分の知っていることを言いたがる。
- 考えているだけで行動に移さない。
- 専門用語を使いたがる。
- 仕事は速いように見えるが，重要なことを後回しにしている。
- 自分のペースで仕事を進めている。
- 目標を持たずに仕事をしており，進歩がない。
- 難問題を解決するのに情熱を燃やす。
- 駆けずり回り，自分一人で仕事をしている。

コンピテンシーの評価面接時の注意点
- どのように具体的に行動すべきかを考えさせる。
- 一般論で助言すると効果が薄くなるため，実際の場面で分かりやすく伝える。
- 物事を違った角度から考えられるように，言葉を変えて考える視点を助言する。

＊BEI：マクレランドが開発したコンピテンシーの抽出法として最も一般的な方法。その人の動機やパーソナリティを含む基本能力を持っているかどうかを過去の経験から抽出する方法。

目先（短期）のことと将来的なこと（長期）／主体性と指示待ち／自分と自分以外のステークホルダー（第三者利害集団）／悲観的と楽観的／原因と結果／現実的と希望的観測／具体的と抽象的
- コンピテンシーを目標にすることで、成果が得られることを認識させる。

コンピテンシーの更新

更新の必要性

　まず、コンピテンシーは永続的なものでないことを認識する必要があります。先述したとおり、組織によって必要とされる人物像（あるべき姿）は違いますので、コンピテンシーもまた違います。また、時代や環境の変化にもコンピテンシーは影響されますので、日々更新することが必要です。看護基準や看護手順を定期的に見直すのと同じ考え方と言えます。コンピテンシーを活用している組織は、少なくとも2～3年ごとに更新していると言われています。

　成功する要件を日々更新することは、組織の業績を継続的に伸ばすことにつながりますし、本人の能力をさらに向上させることにもつながります。採用時にコンピテンシーを活用しているのであれば、その時の状況に応じた適切な人材を採用することができるようになります。

更新の方法

　最初からすべて作成し直しても構いませんが、時代にそぐわなくなったり、環境が変わったりしたところのみを見直し、修正するという方法で十分です。

② ストーリーでイメージする コンピテンシーモデルの構築

　ここでは，花子看護部長のストーリーを通してコンピテンシーの構築をイメージします。

　花子看護部長が勤務するA病院は，B県C市にある300床の病院です。急性期病棟が2病棟，回復期病棟，地域包括ケア病棟，医療療養病棟と幅広く医療を展開しています。患者は地域の住民が大半で，医師会との連携も強く紹介患者も多い状況です。

　職員の大部分は，通勤時間がかからない，勤務時間の融通が利く，家庭と両立できるという理由でA病院を勤務先に選んでおり，永年勤続者も多く，離職率の低い風土と言えます。教育制度は，昔ながらの教育体制で卒後教育として集合教育がなされており，個々の職員に任されている状況です。また，スタッフの特徴としては，お互い様の雰囲気は強いものの当事者意識がなく，誰かが何とかしてくれるというような他力本願なところがあります。

　花子看護部長は，前の看護部長の退職に伴って看護部長に昇格したばかりで，人材教育の方針や教育体系などはまだ定まっていません。しかし，病院の将来はスタッフの育て方いかんによるのだから，このままで大丈夫かしらと不安に思っています。

　そんなある日，花子看護部長は，『コンピテンシーが組織を変える』という1冊の本に目を留め，この方法で組織を改革していくことにしました。

　花子看護部長は，診療報酬改定などの外部環境をはじめ，看護師の離職や病院経営など，病院を取り巻く環境が大変な状態であることを看護部長になって初めて知りました。そして，最重要戦略は人材戦略であると考えました（図2）。

　今回の看護部の組織改革の目的は「環境の変化に対応できる人材を育成すること」です。まずアンケート調査をして人材育成の課題を抽出しました。

　図3は，アンケート調査をまとめたものです。

　アンケート調査の結果から，人材育成の問題は「専門職に就きたいなどの理由で看護師になったが，いつしか家庭と両立することが最優先となり，責任の重い管理者になることは希望しなくなっている」ことが分かりました。その結果，「当事者意識が低い」「他力本願」「ことなかれ主義」「頑張らない」が人材の特徴と

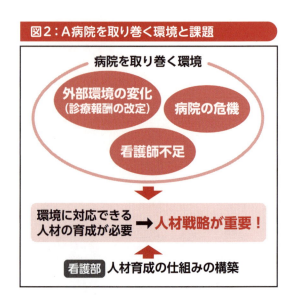

図2：A病院を取り巻く環境と課題

なっていました。

　そこで花子看護部長は，優秀と思われる人材の行動を目標とすることにより，成果を出していくコンピテンシーモデルを活用した環境の変化に対応できる人材育成の仕組みを構築する必要があると考えました（**図4**）。

　花子看護部長は，早速レヴィンの変革理論を参考に看護部の組織改革に取り組みました。まず，危機の醸成（危機意識を高めること）についてはリッチピクチャー*という手法を用いて全体の合意形成が取れるようにし，次の変革では変革推進チームの

---

*リッチピクチャー：SSM方法論の中のツールの一つ。状況を把握する際に，文章ではイメージしにくい場合に絵を描くなどして状況を明確にする方法のこと。

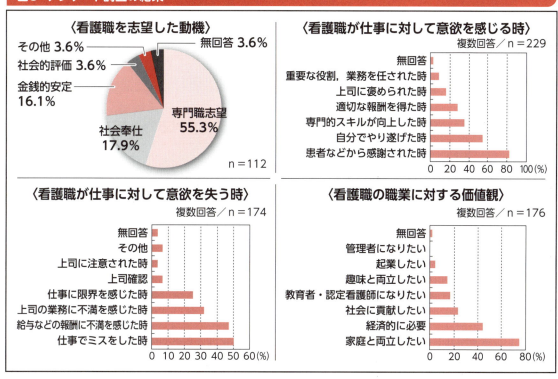

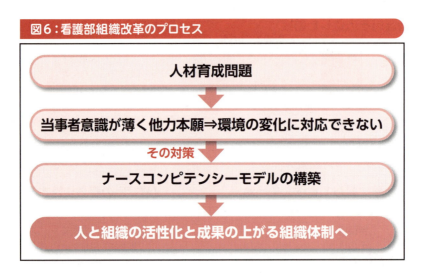

結成と人材育成ビジョンの創設およびコンピテンシーモデルにより人材育成システムを構築しました。そして再凍結では，部署への人材育成ビジョンの創設およびコンピテンシーモデルにより人材育成システムの浸透と目標管理との連動を図りました（**図5**）。

その結果，人と組織は活性化し，成果が上げられる組織体制へと組織改革を行うことができたのです（**図6**）。

ここまでのおさらい　レヴィンの変革理論

レヴィンは，変革のプロセスは「解凍」「変革」「再凍結」の3つの段階があると述べており（**表2**）[2] その内容は次のとおりです。

解凍：変革の必要性を認識させること。
変革：解凍された状態から実際に変革へ行動すること。
再凍結：解凍された状態から元の安定した状態へ移動し，変革をして成し遂げた状況を固めること。

さらに，成功に導くための8段階のプロセスを参考にします（**図7**）。

表2：レヴィンの変革理論の3段階

1st 解凍	2nd 変革	3rd 再凍結
変化に対する準備期	同化または内面化	消去を防ぐための強化
・変化に準備させる ・変化の必要性を理解させる ・共通の問題意識を持つ ・抵抗を排除する	・新しい行動の仕方を受け入れ，実際に行動する	・習得した新しい行動を定着させる

P. ハーシィ他著，山本成二他訳：入門から応用 行動科学の展開 人的資源の活用，P.396，生産性出版，2000.を基に筆者作成

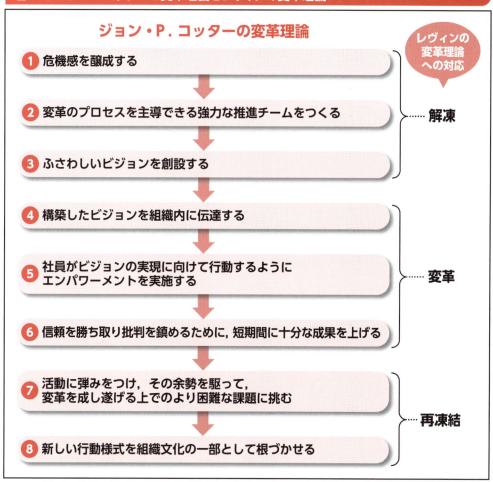

図7：ジョン・P. コッターの変革理論とレヴィンの変革理論

ジョン・P. コッター著，黒田由貴子訳：リーダーシップ論，P.14，ダイヤモンド社，2005.を参考に筆者加筆

＊　＊　＊

　いかがだったでしょうか？　コンピテンシーモデルの構築についていくらかイメージができましたか？

3 ストーリーで理解する コンピテンシーモデルを活用した看護部の組織改革

コンピテンシーモデルの活用方法をイメージしていただいたところで，花子看護部長がどのようにして進めていったのか，そのプロセスを詳細に見ていきましょう。

現状把握

看護白書を基に実際に看護職が必要とする行動特性について看護師長・主任会で意見交換を行ったところ，**表3**に示す内容が挙げられました。

この13項目について，看護師長として，主任として，一般看護師としてそれぞれ重要と考えられる行動特性について優先順位をつけるため，各項目に1点から5点で点数をつけるアンケート調査を看護職全員を対象に実施し，合計点および重み付けの平均を出しました。優先順位をつける理由は，職位により看護師に必要とされる行動特性が異なるからです。

アンケート調査の結果を**表4**に示します。

現状分析

アンケートの結果を踏まえ，花子看護部長は看護部の人材育成上の問題と要因を抽出し，あるべき姿を定めました。

人材育成の問題
- 育成する人物像が不明確である。
- 「組織風土は変わらない」と職員に思わせる風土になっている。
- 組織内の危機意識が欠如している。
- 批判はするが，自ら実行して責任を取る者がいない。

表3：看護師長・主任会で挙げられた看護職に望まれる行動特性

● 責任感	● 規律性	● 危機管理能力
● 課題発見・分析解決能力	● 対人関係構築能力	● 指導力
● 運営	● 専門性	● 補佐
● 人材育成	● 姿勢・態度	● マネジメント能力
● 知力（ナレッジ）	● 状況適応	● チームワーク
● 調整・折衝	● 一般知識	● 情報収集

表4：職位別看護師に必要とされる行動特性のアンケート結果

	看護師長	主任	一般看護師
第1位	人材育成	人材育成	専門性
第2位	状況適応・危機管理能力	課題発見・分析・解決能力	チームワーク
第3位	調整・折衝	対人関係構築力	一般知識
第4位	対人関係構築力	一般知識 状況適応・危機管理能力 チームワーク	情報収集
第5位	専門性		状況適応・危機管理能力

人材育成問題の要因
・人材育成ビジョン（何のために育成するのか）が不明確である。
・人材の育成像（どのような人材を育成するのか）が不明確である。

あるべき姿
・看護部組織としての人材育成ビジョンが明確である。
・看護部組織としての人材育成像が明確である。
・看護部組織として人材育成の仕組みが構築されている。
・次世代のリーダー育成につながる仕組みになっている。

課題の明確化

以上を基に，花子看護部長は取り組むべき課題を明確にし，具体策を考えました。

取り組み課題
"人材育成像を明確にする看護部の人材育成の仕組みをつくる"

具体策
・人材育成ビジョンを創設する。
・コンピテンシーモデルを看護部の人材育成の仕組みに活用する。

人材育成の仕組みづくりにおける留意点

人材育成改革の仕組みづくりにおける留意点は，次のとおりです。
・人材育成ビジョンは，組織の理念に基づいたものにする。
・スタッフを組織が必要とする人材に育成すると共に，スタッフ自らが意欲を持ち，自己実現できるように援助するプロセスとする。

- 人材育成を通して，その育成結果を組織に浸透させると共に，常に組織を変容・活性化させる。
- 人材を育成するには，育成するもの（組織）と育成されるもの（個人）の相互間に信頼関係が必要である。【信頼関係に基づく育成システム】
- 常に修正・改善する人材育成循環サイクルを構築する。
- 人材育成には自らの変容が必要である。参加型学習の場とする。
- 次世代を担うリーダー育成の場をつくる。
- 看護職のコンピテンシーと人材育成像を明確にすることにより，コンピテンシーモデルをイメージできるようにする。
- コンピテンシーと目標管理を連動させることにより，相乗効果を図れるようにする。
- 看護部が人材育成の仕組みを構築することにより，病院組織が活性化するようにする。

看護部人材育成改革プランの創設

解凍（変化に対する準備期）：変化の準備として変化の必要性を認識させ，共有の問題意識を持たせると共に抵抗勢力を排除する。

◎アクションプラン

危機の醸成―人材育成問題の共有化：自組織の困難な状況として，診療報酬の改定などにより，減収が予測されることや，近隣に500床の新病院の建設が予定されており，患者やスタッフの流出が考えられることなど外部環境が変化が挙げられる。組織が存続していくためには，変化に対応できる人材の育成が急務である。現状ではスタッフは現状維持を好み，外部環境の変化に鈍感になっているところがあるため，変革しないことは変革するよりもリスクが大きいことを認識させる必要がある。

変革（同化または内面化）：新しい行動の仕方を受け入れ，実際に行動する。

◎アクションプラン

変革プロセスを主導する推進チームの結成：変革プロセスを主導する推進チームを結成する。推進チームのメンバーは看護主任とし，次世代のリーダーとしてふさわしい看護師とする。役割は「次世代のリーダーとして成長する」「変革を担う」という2点とする。

人材育成ビジョンの創設：実際にどのような人材を育てていくか「人材育成ビジョン」を構築する。ビジョンを構築するに当たっては，SSMの手法*を使用し，問

---

*SSM：Checklandの提唱するソフトシステムズ方法論のことであり，問題を解決するアプローチ手法の一つ。問題が明確になっていない状況において，価値観の違う者同士が合意形成を図りながら問題解決に導くプロセスである。

題が埋め込まれて見えなくなっている状況に対し，問題を表出して今何が必要かを描き出すように試みる。変革のビジョンは，共通の理解が得られるように，明確で分かりやすいものにする。

部署へのビジョンの浸透：推進チームが構築したビジョンを伝達し，できるだけ多くのコミュニケーションの場をつくる。

看護部スタッフは，人材育成ビジョンや目標，方針よりも日常の自分の業務遂行への関心が高い傾向にある。ベクトルを同じ方向にするためにスタッフ一人ひとりに伝達し，看護部の人材育成ビジョンを共有化する必要がある。

看護職がビジョン実現に向けて行動するようにエンパワーメントの実施：変革に伴う抵抗を排除し，ビジョンに沿うように援助する。推進チームが看護部組織から認められたチームであることを公にし，ビジョンに沿った人材育成を後押しする。

信頼を勝ち取り批判を鎮め，短期間に十分な成果：人材育成ビジョンに沿って，人材開発・育成・活用を行う。看護職の期待される人物像を明確にするために次のことをする。

①看護職の行動特性として行動要素を決める。
②行動要素に沿った行動着眼点を決める。
③行動レベル（Ⅰ初心者：准看護師，Ⅱ新人：入職したばかり，Ⅲ一人前：卒後2～3年，Ⅳ中堅：卒後5年以上，Ⅴ達人：卒後10年以上）を決める。
④ベナーの臨床能力の発達段階を参考に行動内容を決める。
⑤行動要素と行動着眼点，行動内容を行動レベルとリンクさせる。

再凍結（消去を防ぐための強化）：習得した新しい行動を定着させる。

◎アクションプラン

活動に弾みをつけて，変革を成し遂げる上でのより困難な課題への挑戦：変革を成功させる鍵は，いったん変革したものが元に戻らないようにすることである。組織に根づいた風土や文化は変えようとしても元に戻ろうとする力が働くものである。この力を阻止する工夫をし，元に戻さないように強化しなければならない。そこで，人材育成ビジョンに沿ってナースコンピテンシーモデルを浸透させ，PDCAサイクルを回すと共に目標管理と連動させ，理想の看護師を目指す仕組みを構築していく。このことが組織の中で身近にいるなりたい姿を自然にイメージすることにつながり，意欲は向上する。

看護部人材育成改革プランの実際

以上のことを実行に移すために,花子看護部長は研修モデルを考案(**表5**)し実施しました。

表5:コンピテンシーモデルによる看護部人材育成改革プランの研修日程表

研修	活動項目	人材育成ビジョン。コンピテンシーモデルの構築のための活動内容	変革ステージ
第1回研修	推進チームの結成と危機感の共有化	・看護部人材育成改革推進チームを結成する。 ・看護部人材育成改革推進チームに名前をつける。 ・人材育成上の問題について各人がリッチピクチャーを書いてくる。 ・参加者が抱える人材育成上の問題についてグループワークを行う。	解凍
第2回研修	リッチピクチャーを通して人材育成問題の現状把握	・各人の人材育成上の問題についてリッチピクチャーを発表する。 ・看護部全体の人材育成の問題についてリッチピクチャーを作成する。 ・人材育成において隠れている問題を表出する。	変革
第3回研修	人材育成ビジョンの創設	・リッチピクチャーによって表出された問題を確認する。 ・看護部人材育成の目的を明らかにする。 ・目的を明確にするため,文章は「〜するシステム」と表現する。	変革
第4回研修	人材育成ビジョン(あるべき姿)と現状の差からの課題の明確化	・人材育成ビジョンと現状の差からの人材育成の課題の明確化を図る。 ・課題は「〜のために〜することによって〜する」と表現する。「人材育成のビジョンに沿うために,人材育成像を明確(コンピテンシーモデル)にすることにより,人材育成できるシステムを構築する」	変革
第5回研修	人材育成像の明確化とコンピテンシーモデルの構築	・人材育成ビジョンを再確認する。 ・人材育成像(コンピテンシーモデル)を明確にする。 ・期待されるコンピテンシーモデルの行動要素,行動着眼点,行動レベル,行動内容を作成する。 ・コンピテンシーモデルと目標管理を連動させるように評価システムに組み込む。	変革
第6回研修	看護部人材育成システムの啓発と定着	・院内幹部を招待して,看護部組織の人材育成方針に関する報告会を開催し,承認を得る。 ・部署に人材育成ビジョンとコンピテンシーモデルによる看護部人材育成システムを啓発し,定着させる。	再凍結

実施経過は**表6**のとおりです。

表6：看護部人材育成改革プランの実施経過

研修（実施日）	実施内容
【第1回研修】 推進チームの結成と危機感の共有化 （〇年〇月〇日）	推進チームを結成した。構成メンバーは次世代のリーダーとして看護師長から推薦された看護主任10名。事前に推薦された看護主任を看護部長および看護主任が面接し，メンバーには次世代の研修であるという目的と看護部コンピテンシーモデルのシステム構築を通して，次世代のリーダーとしてのリーダーシップをトレーニングの場でもあることが説明された。 　研修では，推進チームに名前をつけることが提案され，「Young Leader」と命名された。その後，人材育成についての問題点が討議された。また，人材育成ビジョンの創設に当たり，SSMの手法であるリッチピクチャーを活用することが説明された。
【第2回研修】 リッチピクチャーを通して人材育成問題の現状把握 （〇年〇月〇日）	各人が作成したリッチピクチャーを発表し，それを基に看護部組織としてのリッチピクチャーをまとめた。その内容としては，現状は「批判はするが自分で問題解決に当たらないコメンテーターが多く存在する」ことが話され，人材育成上危機的状況であることが意見交換された。どのような人材育成像を望むかということについては，「問題を自分で解決しようと知恵を出せる前向きな人材」であることに意見が一致した。 　リッチピクチャーには「暗い暗いと不平を言うよりも，黙って明かりをつけましょう」という言葉が書かれていた。看護部人材育成システムの目的を明確にするため，「～するシステム」と表現することとし，「他者に教えたり，他者から学んだりすることにより，自己学習できるシステム」「看護業務を習得することにより，個人差のない看護が提供できるシステム」「病院組織に愛社精神を持ち，組織の一員としての自覚を持つシステム」など17個ほどが挙げられた。
【第3回研修】 人材育成ビジョンの創設 （〇年〇月〇日）	リッチピクチャーで表出された問題意識を基に，看護部人材育成システムのビジョンを「自らを自己成長させるシステム」とした。
【第4回研修】 人材育成のあるべき姿と現状の差からの課題の明確化 （〇年〇月〇日）	人材育成ビジョンと現状の差から課題を明確にした。その結果，あるべき姿は「協働して業務を行っている」「協働して問題解決に当たっている」「看護の質の向上に取り組んでいる」「自己研鑽をしている」「自己成長している」「自律している」「地域住民の医療を担っている」などが挙げられた。一方，「批判的だが他人事」「自分は自分」「愛社精神が希薄」「業務に追われている」「家庭との両立に悩んでいる」「自己研鑽ができない」などの現状が出された。そして，どのようにすれば人材を育成できるかという議論になり，まず「自分たちで改善できることから取り組もう」ということになった。 　人材育成上の課題は，「自らを成長させるために人材育成像を明確にして（コンピテンシーモデル）人材育成システムを構築する」。
【第5回研修】 人材育成像の明確化とコンピテンシーモデルの構築 （〇年〇月〇日）	どのような人材育成すべきかを討議し，一緒に問題解決が図れる人材を育成していくには各部署に人材育成ビジョンを浸透させることが必要であるとの認識で一致した。 　そして人材育成ビジョンに沿って，アンケート調査の結果を基に，看護職の看護師長，主任，一般看護職のあるべき姿としてのコンピテンシーを明確にし，言語化した。
【第6回研修】 報告と承認 （〇年〇月〇日）	病院幹部を招待して報告会を開催した。人材育成ビジョンのプロセスの概要を報告し，その後ディスカッションを行った。さらに，推進チームメンバーは，各部署への人材育成ビジョンおよびコンピテンシーの啓発と定着を図った。

実際に作成したコンピテンシーモデルによる看護部人材育成システムについては，図8，9，表7〜11に示します。

図8：期待される人物像の明確化と期待される行動表の例

対象者の期待・役割行動と能力

＊期待される人材像・必要な能力・行動を記載してください

資格		【資格】	【資格基準】	【必要な行動・能力】
部長				
師長				
主任				
非役職者	中堅			
	一般			

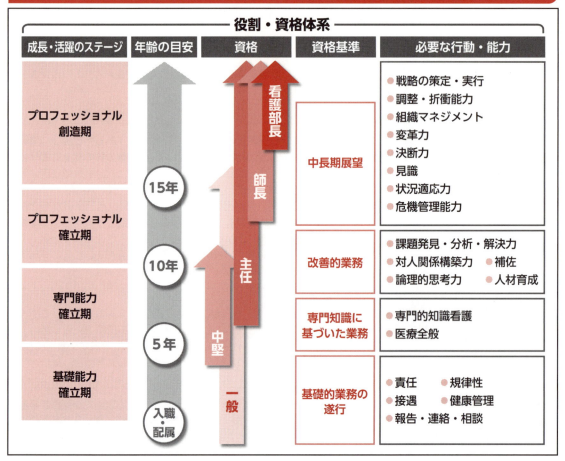

図9：期待される人物像の明確化と期待される行動の参考例

表7：期待される人物像の必要な行動・能力の程度

◎：大, ○：中, △：小

	行動・能力	管理・監督者		中堅	一般	
		看護師長	主任	リーダー	メンバー	准看護師
姿勢・態度	成果責任	◎ 成し遂げる	△			
	責任	◎	◎	○	○	△
	規律性	◎	◎	○	○	○
	接遇	◎	◎	◎	◎	◎
	報告・連絡・相談	◎	◎	◎	◎	◎
マネジメント能力	危機管理能力	◎	○	△		
	課題発見	◎	○	△		
	分析	◎	○			
	解決	◎	△			
	対人関係構築力	◎	○	○	○	○
	指導力	◎ リーダーシップ	○ 現場の監督指導			
	運営	◎				
	活性化	◎	○			
	開発	◎				
	育成	◎	◎	○ OJT		
	活用	◎				
知力（ナレッジ）	専門知識看護	◎	◎	◎	◎	○
	医療全般	◎	○			
	論理的思考方法	◎	○			
	計画立案・実施方法	◎	○			

表8：期待される人材像の明確化と期待される行動：看護師長

	行動・能力	行動能力の定義	スキル	行動レベル
姿勢・態度	成果責任	目標を定め，成果を出すため，責任を持って最後まで粘り強く，投げ出さずにやり遂げる	実務スキル	・部署の目標を達成するために，チャレンジし，あらゆる方法を考え，成果を出す。
	規律性	自ら，自分を律し，業務を行う	実務スキル	・感情に流されることなく自己をコントロールし，一貫した態度で職務を行う。
マネジメント能力	危機管理能力	部署の危機的状況を察し，事故・トラブルを未然に防ぐことができる	実務スキル	・〈暗黙知〉現場における十分な経験（暗黙知的経験則）を持ち，医療事故や院内感染，その他のトラブルの危険性を察知できる。 ・〈形式知〉部署の医療事故や院内感染，その他のトラブルが起こりやすい状態を予測するため，医療データを収集・分析できる。 ・危機管理システムを活用し，危機的状態を回避することができる。
	課題発見・分析解決能力	部署における課題を見つけ出し，それについて自分なりに分析し，解決することができる	実務スキル	・現在，部署において何が問題であるかを明確にすることが常にできる。 ・論理的思考によって，問題を発見・分析し，解決方法を見つけ出すことができる。 ・理想だけでなく，現実を直視した上で現実に則した問題解決ができる。
	対人関係構築力	人間関係を友好に保ち，お互いを尊重することができる	実務スキル	・人間関係がスムーズになるよう，適切なコミュニケーションを持つことができる。 ・自己の主張だけでなく，他者の立場からも考えることができる。 ・人間関係の悪化による退職者が出ないように配慮できる。

		指導力（部下に対する）	困難な状況で，方向性を示すことにより，状況を好転させることができる（よりよく導く）	実務スキル	・部下に対して，進むべき方向を共に考え，指示することができる。 ・部下が逸脱した行動をした時，注意して改善させることができる。
	運営	部署を適切に運営する		実務スキル	・質の高い看護を提供する。 ・部署を統率し，目標を達成する。 ・部署において質の高い看護を提供する仕組みをつくる。 ・看護業務を効率良く行う仕組みをつくる。 ・労働環境を整備し，働きやすい環境を整える。 ・ベッドコントロールを円滑に行う。
		部署を活性化する		実務スキル	・意欲的な風土とするため，誰でも率直にものが言える風土とする。 ・部下の目標を管理し，成果を評価・フィードバックすることによってモチベーションを図る。
		人材の開発・育成・活用を図る		実務スキル	・部署の看護職員の能力を把握し，看護職員のレベルに応じて，OJT・OFF-JTを計画・実施する。 ・委員会活動およびその他業務を適正に役割分担する。
知力（ナレッジ）	専門性	質の高い看護を提供するために，知識・技術を習得する		知識	・専門的な看護知識・技術，医療全般の知識がある。 ・論理的な思考の展開の方法を身につけている。 ・人間関係論や行動科学についての知識がある。 ・計画の立案・実施方法について知識を持ち，より効率的な方法（時間，経済的効果）を選択できる。 ・看護研究に意欲的で，部下を指導し，研究を進めることができる。

表9：期待される人材像の明確化と期待される行動：主任

	行動・能力	行動能力の定義	スキル	行動レベル
姿勢・態度	責任感	責任を持って，業務を遂行する	実務スキル	・責任を持って業務を行うため，あらゆる方法を考え，行うことができる。
	規律性	業務に誠実に取り組む	実務スキル	・仕事に対してまじめに前向きに取り組むことができる。
マネジメント能力	危機管理能力	部署の危機的状況を察知し，事故・トラブルを未然に防ぐため，師長に報告することができる	実務スキル	・現場における十分な経験（暗黙知的経験則）を持ち，医療事故や院内感染，その他の危機を察知して看護師長に報告できる。 ・危機管理システムを活用し，危機的状態を回避することができる。
	課題発見・分析能力	部署における課題を見つけ出し，自分なりに分析し，看護師長に報告できる	実務スキル	・現在，部署において，何が問題であるかを明確にすることが常にできる。 ・論理的思考によって問題を発見・分析することができる。
	対人関係構築力	人間関係を友好に保ち，お互いを尊重することができる	実務スキル	・人間関係がスムーズになるよう，適切なコミュニケーションを持つことができる。 ・自己の主張だけでなく，他者の立場からも考えることができる。
	指導力	部下に対して，全体的な業務指導を行い，問題が発生した時は，看護師長に報告することができる	実務スキル	・部下に対して，進むべき方向を共に考え，指示することができる。 ・部下が逸脱した行動をした時，注意して改善させることができる。
	補佐	師長を補佐し，業務がスムーズに行くようにすることができる	実務スキル	・現場の状況（労務，業務）を把握し，師長に報告することができる。
	人材育成	現場の業務が円滑に行くように，スタッフをサポートし，問題発生時は，師長に報告することができる	実務スキル	・雰囲気を盛り上げ，部下に配慮し，仕事をしやすくすることができる。 ・OJTを通して部下を育成し，質の高い看護を提供することができる。
知力（ナレッジ）	専門性	質の高い看護を提供するために知識・技術を習得している	実務スキル	・専門的技術・知識を持ち，質の高い看護を提供するため看護実践ができる。 ・看護研究に率先して取り組むことができる。

表10：期待される人材像の明確化と期待される行動：非役職者

	行動・能力	行動能力の定義	行動レベル		
			一人前	新人	初心者
姿勢・態度	協調性	所属内のメンバーは，他部署の人々と協調しながら行動できる	・他のメンバーの意見を傾聴できる。 ・他部署と連携を図る。		
	規律性	業務に誠実に取り組むことができる	・仕事に前向きに組織の規律を乱さないように取り組む。		
	接遇	病院の職員として，適切なマナーを身につけ，実践することができる	・礼節・身だしなみが適切である。		
マネジメント能力	危機管理能力	職場の安全を遵守することができる	・患者の安全を守るため，後輩をサポートする。	・指導を受けながら，患者の安全性を維持して行動する。	・指示を受けながら，患者の安全性を守る。
	対人関係構築力	人間関係を友好に保ち，お互いを尊重することができる	・人間関係を友好に保ち，お互いの価値観の違いを認識し，受け入れることができる。		
	指導力	後輩が一人前の看護師になれるよう導き，援助することができる	・プリセプターとして，技術・知識・仕事に対する態度を後輩に指導する。	/	/
	業務遂行	業務を支障なく，円滑に行うことができる	・業務を効率的に取り組む。	・業務を支障なく確実に行う。	・指示を受け，業務を支障なく行う。
	健康管理	心身の健康を管理することができる	・自己の健康管理および後輩の心身の健康管理をサポートする。	・自己の心身の健康管理をする。	・自己の心身の健康管理をする。
知力（ナレッジ）	専門性	質の高い看護を提供するために，知識・技術を習得している	・専門的な知識を持ち，看護技術を提供する。 ・看護研究にリーダーシップを発揮する。	・プリセプターの指導を受けながら，専門的な知識を持ち，看護技術を提供する。 ・看護研究に参加できる。	・指示を受けて，看護技術を提供する。 ・指導を受けて，看護研究に参加する。

表11：看護職のコンピテンシー

行動要素	行動着眼点	行動レベルと行動内容	
		Ⅰ．初心者	Ⅱ．新人
Ⅰ．知識・技能（ナレッジ） 定義：仕事に必要な知識・技術を習得し，業務遂行に活用する。	1．実務スキル（専門的） 質の高い看護を提供するために，知識・技術を習得して，実務に生かす。	指示を受けながら，原理・原則に則り，看護を行っている。	指導を受け，マニュアルに沿って，適切な看護を行っている。
	2．一般知識 病院職員としての教養を身につけ，実践する。	病院職員としての知識・接遇態度を身につけ，マニュアルにより逸脱しない行動ができる。	病院職員としての知識・接遇態度を身につけ，常識的に行動している。
Ⅱ．独創（クリエート） 定義：現状に満足せず，課題を明確にし，独自に新しいものを作り出す。	1．情報収集 業務に必要な情報を収集する。	看護に必要な情報を収集し，不足している情報は指示により再収集している。	看護に必要な情報を収集している。
	2．課題分析・解決 課題を明確にし，客観的に分析して解決する。	看護業務の課題を明確にし，指示を受けて解決方法を見いだしている。	看護業務の課題を分析して解決方法を見いだし，解決できるが，まだ指導を必要としている。
	3．創意・工夫 新しい視点から業務を見直し，工夫する。	自己の看護業務について創意・工夫の必要性は分かっているが，余裕がないため実施できていない。	自己の看護業務について指導を受けながら，自分なりに創意工夫している。
Ⅲ．遂行（アチーブ） 定義：状況を判断しながら思考し，困難な状況でも，方向性を見いだし，業務を成し遂げる。	1．状況適応・危機管理 状況を的確に判断し，危機的状況を回避する。	状況判断が難しいため，指示を受けながら自分の業務の危機的状況を回避している。	徐々に状況を判断する力を身につけているが，まだ不十分のため，先輩の指導を受けながら自分の看護業務の危機的状況を回避している。
	2．調整・折衝 業務や人間関係などをやりくりし，利害関係を調整する。	看護業務について，看護業務の調整のため，報告・連絡・相談を確実にしている。	看護業務について，自分の意見をまとめ，簡潔明瞭に話している。
	3．成果責任 目標を設定し，困難な状況下でも必ず目標を達成する。	看護業務に対しての目標を設定し，指示を受けながら業務を遂行している。	上司の指導を受けながら目標を設定し，達成に向けて努力している。
Ⅳ．共働（コラボレーション） 定義：病院組織の中で病院職員として，力を合わせて仕事をする。	1．人材・開発・育成・活用 部下や同僚の学習能力を高めるために指導・援助をする。		
	2．対人関係構築力（コミュニケーション・チームワーク） 他者を尊重し，折り合いをつけながら働くことができる。	相手が言葉で伝えようとしていることを正確に理解している。	相手の言動を通して，相手が伝えようとしている，思いや考え，感情を理解し，行動している。
Ⅴ．自己管理（セルフコントロール） 定義：自律的に意欲的に自分を管理する。	1．貢献 自主的・自立的に課題を見つけて，組織に貢献する。	指示を受けて，病院組織に貢献している。	看護業務において，自分の役割を明確化し，組織の一員として行動している。
	2．倫理・職務規律 組織の一員として，職務規律・倫理行動に従って行動する。	病院職員としての基本的マナーに基づいて行動している。	職務規律・規則に従って行動している。

	Ⅲ．一人前（卒後2～3年）	Ⅳ．中堅（卒後5年以上）	Ⅴ．達人（卒後10年以上）
	*ベナーの臨床発達段階参考　卒後2・4は行動特性により考慮		
	長期目標を立て，看護活動を意識的・計画的に行うことができ，多様な状況に合わせて看護を行っている。	状況を部分としてではなく，全体としてとらえ，多くの経験から現実を直視し，適切な看護を行っている。	あらゆる状況を直感的に把握し，偶発的な出来事に対しても客観的・冷静に対応でき，予防的看護を実践している。
	医療についての全般的な知識を持ち，業務に活用している。	医療についての全般的な知識を持ち，部署に役立てている。	医療についての全般的知識を持ち，医療情勢を踏まえた上で部署の代表として意見を発表している。
	多方面の必要な予測性・先見性を踏まえて，網羅した情報を収集している。	収集した情報を処理し，業務改善などの課題解決に役立てている。	部署の内外に必要な情報を提供し，病院組織に役立てている。
	看護業務の課題解決方法の中から最適な方法を選択し，自分で解決している。	部署としての全体の課題を明確にすると共に分析し，解決方法が分かる。師長が不在時であれば応急的に解決できる。	部署としての課題を分析した上でリスク・効率性を考慮し，合理的に解決している。
	自己の看護業務について創意工夫しながら効率的に業務をこなし，他のスタッフを指導できる。	部署全体の課題に対し，具体的な改善策を考え，実施している。	部署全体の課題に現実的・斬新な改革案を提示し，部下をまとめながら取り組んでいる。
	状況を判断し，自分の看護業務の危機的状況を回避すると共に，後輩の危機的状況についても指導し，未然に防いでいる。	的確な状況判断によって自己の看護業務の危機的状況を回避すると共に，部署の危機的状況についても問題を早期にとらえ，師長をサポートしながら危機を回避している。	現場の十分な経験を持ち，部署の危機的状況（医療事故，院内感染，苦情などのトラブル）を察知でき，予防的に回避する手段を身につけている。
	同僚や医師，上司など，相手を説得しなければならない状況になったら，効果的な方法を考えて実践している。	相手の人間的特性（思考・行動パターン）を見抜き，効果的な方法を準備・実践している。	相手の感情に訴え，疑問や不安を解消し，共に考える姿勢で説得している。
	自己の目標を設定し，達成のための方法を模索し実施している。	自ら自己啓発し，目標を定め，目標達成のため最後まであきらめず成し遂げる。	部署の目標を設定し，方向づけ，部下をまとめ動機づけ，困難な状況にあっても粘り強く目標を達成させる。
	後輩に分からない内容があった場合，自分で模範を示し，業務上の質問に的確に答えている。	人材育成のための機会を意図的につくり，動機づけると共に，現場において実践指導している。	キャリア開発の視点で，長期的な将来設計を一緒に企画してOJT・OFF-JTを実施し，育成に役立てている。
	相手の雰囲気や態度から，思いや考え，感情を察し，人間関係に配慮している。	相手が伝えようとしていることを，相手の立場に共感しながら理解し，共に考え行動している。	深い傾聴ができ，部下や他部署から信頼され，相談を受けたり解決したりしている。
	看護業務において，使命を持って，組織の一員として行動し，後輩に対しても指導している。	病院組織にコミットし，愛社精神を持ち，働いている。	病院組織の発展のために，全体最適の立場で行動している。
	職務規律・行動規範に従い，医療人として倫理的に行動している。	倫理的に行動し，職場風土の改善に貢献している。	倫理的に行動し職場の改善に貢献すると共に，模範となる行動をしている。

4 トップマネジャーに必要とされるコンピテンシー

　看護師長のコンピテンシーは自分の部署を守ることが中心となりますが，看護部長のコンピテンシーは看護領域ににとどまらず病院組織のマネジメントをするためのものが必要で，最も重要なコンピテンシーは「先を読む力」と「環境の変化をとらえ適応できる力」であると私は考えています。そのためには，ロジカルシンキング（論理的思考）による状況把握・状況分析・課題解決力が欠かせません。さらに，「戦略を策定するアイデア創出力」と「戦略を実行できる押しの強さ」「意志力」が必要になるでしょう。

　トップマネジャーに必要と考えられるコンピテンシーについて先行研究（科学研究費補助金研究報告書〈平成23年5月1日〉「変革期の看護部門トップマネジャーに求められる役割とコンピテンシー」研究代表者：小寺栄子）を**表12～14**にまとめましたので，ぜひ参考にしてください。

表12：トップマネジャーに必要な能力

看護者としての明確な理念	・患者や困っている人を救うという看護者としての視点でどうあるべきかの理念 ・その理念を達成するために，その時点での状況を把握し，解決策を見いだす能力 ・看護に対する確固としたビジョンを持ち，部下に目指す方向を明確に示す能力
人間性	・常に対象者への配慮と思いやりを忘れないこと ・人を受け止めていく広い心を持っていること ・人をひきつける魅力・人間性を有している
リーダーシップ	・メンバーが気持ち良く力を発揮できるようなチームをつくること ・リーダーシップを発揮して部下にやる気を起こさせ，奮い立たせること ・看護を提供している看護者に看護のやりがいを感じさせること
意志力・実行力	・1つのことをやり遂げていくエネルギーと意志力 ・理想とする医療現場をつくり出していく意欲 ・学んだことを自分で発展させる能力 ・信念に向かって踏み出すエネルギーと勇気を維持できる能力
俯瞰する能力	・多角的な全体を見渡す望遠鏡的視点と各部署で何が生じているかを確認するための顕微鏡的な視点を持っていること ・経験だけでなく，学問や理論をどのように活用していくか模索すること ・洞察力を有すること ・自分の目指す看護の質が達成できているかをモニターすること
看護の専門性の発揮	・看護の専門性を見定めて，看護者に方向性を示し個々の努力を支援する力 ・経営的な視点だけでなく，患者のニーズに対応した看護を提供する能力 ・自分の目で見極め，その上で自分の看護職としての視点を生かしながら戦略を立てていく能力 ・専門職としての臨床実践能力を有し，それを核に管理的能力を発揮すること ・他職種や一般の人に看護の意味や意義を示す能力 ・対象者のニーズを見極め，新たなサービスをつくっていく能力

組織化能力	・対象者にとって最良の結果を生み出すために組織全体をコントロールする能力 ・環境をとらえて組織や施設のかじ取りをする能力 ・看護が責任を持って仕事ができる仕組みをつくる能力 ・責任を持った看護の提供システムをつくる能力 ・周囲の状況を読み取り，変化をスタッフに伝え対応してもらう能力 ・病院のシステム構築に参画し提言する能力 ・積極的にケアをつくり出し，PDCAサイクルを適用してケアの効果的な提供のためのシステムをつくる能力
人材育成能力	・患者に良いケアを提供するスタッフを育てるという根本的な役割を果たす能力 ・自分の能力を認知し，専門職としての生き方にバランスを取っていくことができる看護者を育成すること ・状況の変化をスタッフに伝え，患者の反応を受け取り，スタッフの反応を受け取ること ・医療経済や病院経営に関心を持ち，職員のコスト意識を育てること
経営管理能力・問題解決能力	・社会情勢の把握と判断力 ・医療費抑制政策や医療界の動向が看護にどのように関連してくるのかに関心を持ち，戦略を策定する能力 ・経営管理と問題解決能力 ・経営指標の用い方と資産管理の知識 ・情報収集能力 ・政策への提言能力 ・組織の経営状況を常に把握し，その成果をケアに活かしていくこと ・問題を見極め，それを解決する方法論についての知識を持っていること

表13：トップマネジャーに今後期待する役割

- 経営管理能力を磨き，病院経営に積極的に参加し提言する
- 看護職のモチベーションを維持しキャリア開発を行う
- 各部門，医療チームの調整・連携にリーダーシップを発揮する
- 社会情勢や医療環境を読み取り将来を洞察する
- 看護師に選ばれ定着する職場作り
- 医療の質の向上への取り組みとシステム作り
- 安全，安心な医療提供とマネジメント
- 人間愛に満ちた看護の精神の育成
- 地域医療施設感の連携強化を図り，地域医療の活性化を図る
- 院長を補佐し病院経営に参加する
- チーム医療体制の運営
- 人材育成への期待

表14：トップマネジャーに今後開発すべき能力

- 素質と資質（教養，人間性，国際性，自己研鑽能力，体力・精神力・忍耐力）
- 最低でも大学院修士レベルの教育
- 問題解決能力（判断能力，意思決定能力，情報収集能力，問題解決能力，企画能力，交渉力）
- 分析能力（保健医療福祉に関する情報を収集し蓄積する能力，現場を適切に把握する能力，経営分析能力，ベンチマーク能力，マーケティング能力）
- 対人関係能力（コミュニケーション能力，対人関係調整能力，幅広いネットワーク）
- 看護の役割の追及（保健医療の動向より将来を展望する，看護の役割を積極的に追及する，医療政策を先取りして取り組む）
- 提言能力（看護の在り方を種々の団体に提言する能力，保健医療福祉政策への看護職からの提言，施設や地域を把握した上での積極的な提言能力）
- リーダーシップ（スタッフの意欲を促進する能力，中間管理職のモティベーションを高める能力，チーム医療をリードする能力，他部門へのリーダーシップの発揮，他施設との連携におけるリーダーシップの発揮，地域社会でのリーダーシップの発揮）
- 人材の確保と育成（人材確保能力，看護職育成と活用，専門性の高い優れた人材の育成，後任の育成，看護・介護職員の求心力開発と能力育成，教育・研究・指導能力，人事管理能力）
- 連携と調整（他職種との連携と協働を促進する能力，他職種との調整能力，地域医療への積極的参画，地域の保健医療福祉施設間の連携体制の構築，行政や地域との連携の推進能力）
- 経営管理能力（医療の品質管理能力，危機管理・安全管理能力，財務管理能力，病院経営マネジメント能力，経営戦略策定能力）

＊　＊　＊

　いかがだったでしょうか？　コンピテンシーのイメージはできましたか？　また，自組織独自のコンピテンシーが作れそうですか？

引用・参考文献
1）武村雪絵編，東京大学医学部附属病院看護部，東京大学医科学研究所附属病院看護部著：看護管理に活かすコンピテンシー―成果につながる「看護管理力」の開発，P.5，メヂカルフレンド社，2014.
2）P.ハーシィ他著，山本成二他訳：入門から応用 行動科学の展開 人的資源の活用，P.396，生産性出版，2000.
3）藤澤裕樹他：ソフトシステムズ方法論（SSM）と概念データモデリング（CDM）を用いた業務分析手法の提案，情報処理学会研究報告,Vol.111, No.5，P.1，2010.
4）科学研究費補助金研究報告書〈平成23年5月1日〉「変革期の看護部門トップマネジャーに求められる役割とコンピテンシー」研究代表者：小寺栄子
5）ジョン・P.コッター著，黒田由貴子訳：リーダーシップ論，P.14，ダイヤモンド社，2005.
6）ピーター・チェックランド，ジム・スクールズ著，妹尾堅一郎訳：ソフト・システムズ方法論，P.18，有斐閣，1994.
7）妹尾堅一郎：ソフト・システム方法論（SSM）の実務有効性，日本オペレーションズ・リサーチ学会，1988年7月号，P.1～35.

第7章 トップマネジャーに必要なゲーム理論と意思決定

本章では，複数の相手と利益を競う時，合理的に考えて行動するため理論を学びます。一言で言うならば意思決定の理論です。

また，意志力とは何かについて探索し，意志力を鍛える方法についても一緒に学びましょう。

① ランチェスター戦略

　看護マネジャーにとって「戦略なんて私たちには関係ないわ」という時代はもはや終わろうとしています。過去,「神話」と言われるものがいくつもありました。例えば土地神話。かつて「日本は国土の狭い国だから,絶対に土地が値下がりすることはない」と言われていましたが,下がりしました。また,絶対に倒産しないと思われていた大企業が倒産したりM&A（合併と買収）で消滅したり,かなり悪戦苦闘している状況もあります。医療界においては,国立病院や自治体病院が,かつての国鉄や郵便局と同じように独立採算になる時代が近づいてきているようにも思えます。現代は不確実性の時代そのものということなのでしょう。

　こうして見てみると,医療界で生きている看護マネジャーは,常に先を読み,確実にチャンスをつかみ,脅威に備えなければならないと言えます。そこで,ここでは,ゲーム理論に類似したランチェスター戦略から学習することにします。

ランチェスター戦略とは

　ランチェスター戦略とは,少ない兵力の時いかに戦うかという戦略です。**攻撃力は武力×兵士の数で決まります。**

　戦場でなくても,私たちの日常において,戦いという場は数多くあります。例えば,いかに患者を獲得するかというのも一種の戦いと考えてよいでしょう。なぜなら,病院同士で患者を奪い合っているゼロサムゲームであるからです。駐車場に空きがないほど患者が来ている病院がある一方で,近隣には患者数が減少している病院が必ずあるということです。看護師の求人も同じです。看護師が十分に足りている病院があるということは,看護師不足で困っている病院が必ず近くにあるということになるわけです。つまり,戦いの本質は,競争と考えてよいかもしれません。

　初めに,攻撃力は武力と兵士の数で決まると言いました。ということは,武力と兵士の数が乏しい軍隊は必ず負けるということになりますが,負けと決まっているのに,そのまま戦い続けるわけにはいきません。武力や兵士の数が劣っている組織が勝つための方法を考えることが必要です。それがランチェスター戦略です。一方,ランチェスターの弱者の戦略の本質が分かれば,強者の戦略はその逆を考えればよく,自ずと策定できるでしょう。

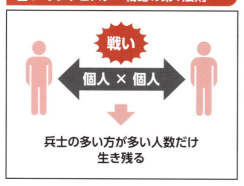

図1：ランチェスター戦略の第1法則

戦い　個人×個人

兵士の多い方が多い人数だけ生き残る

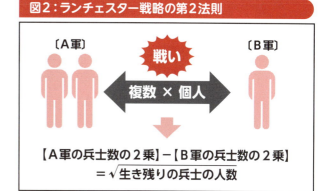

図2：ランチェスター戦略の第2法則

戦い　複数×個人

【A軍の兵士数の2乗】－【B軍の兵士数の2乗】
＝√生き残りの兵士の人数

ランチェスター戦略の法則

ランチェスター戦略には2つの法則があります。

ランチェスター戦略の第1法則

第1法則は**個人の法則**で，これは単純に**個×個の戦い**です。例えば武器が同じであるならば，攻撃力は兵士の数に比例します（**図1**）から，5人対4人では5人の方が勝つに違いありません。

ランチェスター戦略の第2法則

戦国時代であれば1対1の戦いですが，現代においては機関銃などの武器を使って1人が何人もを相手にして戦います。このような時にどれだけ損害が出るかを考えます。これがランチェスター戦略の第2法則です。つまり，第2法則は**集団の法則**と言えます（**図2**）。A軍5人，B軍4人が同じ武器を使って戦う場合を考えてみましょう。

● A軍が受ける攻撃量

B軍1人の攻撃量を1とした場合，A軍1人が受ける攻撃量は，5人に分散するので1/5である。

B軍は4人なので，A軍全体が受ける攻撃量は，1/5×4＝4/5となる。

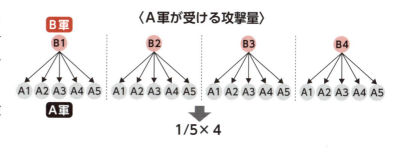

● B軍が受ける攻撃量

A軍1人の攻撃量を1とした場合，B軍1人が受ける攻撃量は，4人に分散するので1/4である。

A軍は5人なので，B軍全体が受ける攻撃量は，1/4×5＝5/4となる。

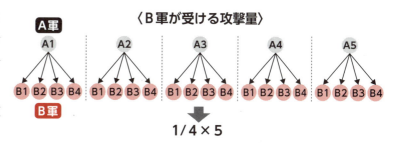

●A軍・B軍が受ける攻撃量の比較

A軍4/5：B軍5/4＝4/5×20：5/4×20＝16：25

これにより，相手軍の兵士の数の2乗分の攻撃を受けることが分かります。

ということは，このように考えられます。

（A軍の兵士の数）² －（B軍の兵士の数）² ＝（生き残ったA軍の兵士の数）²

$5^2 - 4^2 = 9$

$\sqrt{9} = \sqrt{3^2}$

これは，微差は大差であるということにつながります。数は力なりという所以はここにあります。サッカーの試合を思い出してみてください。一方のチームの1人が退場となり11対10となった時，この1人の力の差が勝敗を分けるのです。

弱者は局地戦重視で強者に勝つ！

では，弱者が強者に勝つにはどうしたらよいか考えてみましょう。

10人対8人で戦う場合を考えると，普通であれば断然10人の方が有利です。8人の方が勝つためには策を考える必要があります。

例えば，10人を6人と4人に分断したらどうなると思いますか。4人に分断された方を8人で戦えば勝てそうです。次に，残っていた6人と8人で戦えば，8人の方が勝ちますね。このようにすれば，弱者だった方でも勝てるということです。

つまり，**弱者の戦い方は，部分的局地戦で有利にする**ことなのです。そして，局地戦を繰り返しながら勝っていく方法がよいことになります。

この本質は，**常に勝てる戦いしかしない**ということです。**小さいところで戦う**，また，**力を集中させる**ということです。

小売業などがチェーン展開をする戦略の一つにドミナント方式というものがありますが，これは，局地戦と同様に狭いところに力を集中させてシェアを拡大させるもので，配送コストが安く済むなど経営効率を高めるメリットもあります。

強者は「相手がしてほしくないことをする」戦略で弱者に勝つ！

強者が必ず勝つための最善の方法は，弱者とは逆に**広い範囲で戦う**ことです。そして，**相手がしてほしくない戦略**を取ります。例えば，競合他社の商品に類似したものを安価で発売して，相手をつぶしていくというものです。

例えば，携帯電話業界では，資金力が豊富な会社が顧客を囲い込み，資金力の乏

しい会社を疲弊させ弱体化したところを買収する，狭いエリアで戦う接近戦を避けて東京や大阪などの大都市部で戦うなどの戦略です。他にもビール業界では，ビールだけで顧客を獲得するのではなくビールと発泡酒に分散させて誘導する作戦で戦うことなどというものもあります。

そして，強者の戦いの方法として重要なのは攻撃する敵の選び方です。

攻撃する敵の選び方

必ず1ランク下の敵を攻撃し，楽に勝てる戦いをします。つまり「足元をたたく」というやり方をしていきます。ランチェスターの3つめの法則「足下(そっか)の敵 攻撃の原則」というのはこのことです。

つまり「勝つべくして勝つ」「勝てる戦いしかしない」ということです。そして戦いの一番良い方法は，「戦わずして勝つ」ということです。

また，どうすれば敵を味方にできるかを考える必要もあります。敵を味方にすることにより，こちらが有利になることを考えていきます。そして敵がどう動くかをいつも気にして考えることと，相手の立場に立って考えることが必要です。

　　　　　＊　　＊　　＊

どうでしたでしょうか？　ランチェスター戦略の本質が少しでもイメージできたでしょうか？　看護には関係ないと思うかもしれませんが，看護マネジャーともなれば，看護だけと言っていられないのが現状です。まず患者を集めなければ，いくら質の高い看護力を誇っても提供する相手がいないのですから何もできないわけです。

2 ゲーム理論は意思決定の理論

　それでは，いよいよ本格的なゲーム理論に入っていきます。ゲーム理論は**意思決定の理論**です。最近では，ゲーム理論でノーベル賞を受賞したという話もあります。ノーベル賞というだけあって，ゲーム理論自体は難解な数学ですから，ここではゲーム理論のさわりの部分だけ感じ取っていただければと思います。

　ちなみに，私は意思決定の手法であるマルコフモデルというものを使って博士論文を書きました。誰でも1年ぐらい先のことであればある程度予測できますが，5年先，10年先となると見当がつきません。それでもそれぐらい先を見据えて意思決定をしなければいけない時が出てきます。そのような時に，最も合理的に意思決定をすることが重要になるわけです。博士論文を書いている時，数学の行列がこれほど役に立つのかと今さらながら感じたことを懐かしく思い出します。

　それでは，まずは一緒に学びましょう。

ゲーム理論とは

　ゲーム理論とは，**相手に勝つために最も合理的に行動するためにはどうすればよいかを考える理論**です。ゲーム理論は，フォン・ノイマンという科学者（数学者および量子力学者および経済学者）とモルゲンシュテルンという経済学者によって考えられました。ノーベル経済学賞を受賞したジョン・フォーブズ・ナッシュというアメリカの数学者が提唱した「ナッシュの均衡」は有名です。

　最も合理的に行動しようとして自分のことだけ考えていても，相手に勝つことはできません。相手がどのように考え，どのように行動するかを考えなければならないのです。自分と同様に勝ちたい（利益を得たい）人間がおり，相手がどのように考えて行動するかを考え，その上で自分はどのように行動するのかを考えるというのがゲーム理論です。

　つまり，相手の行動を読み，自分が最も得をする行動を決めるための理論であり，意思決定の理論と言えます。

　私たちは，利害関係者と接する場合，知らず知らずのうちに相手の行動を予測し，自分が有利に行動できるように策を講じています。ゲーム理論を用いることで，これらのことについて最も合理的行動は何かということを数字に表すことが可能になります。ですから，相手が取るだろう選択肢を特定し，自分がすべき行動について意思決定ができるようになりますし，相手の行動を予測して対策を講じておくことや別の選択肢を用意することも可能になるわけです。

ゲーム理論の前提条件

①利害対立をしている相手がいる
「自組織と競合組織」「売り手と買い手」「雇用する側と雇用される側」「上司と部下の人間関係」など，私たちの周囲には利害対立をしている関係が多数存在しています。

②あらゆる問題を1つのゲームとして思考する
あらゆる問題の起こっている全体像をゲームととらえることにより，物事を俯瞰する思考を学びます。起こっている問題はどのような構造であり，どのようなルールに支配されているかを推測します。

③登場人物は2人以上のプレイヤーである
ゲーム理論は2人以上の意思決定を展開するものですが，ここでいうプレイヤーとは，人間だけではなく企業や国家などさまざまな利害関係を考えて意思決定をするすべてのものを指します。

④ゲーム的状況
複数の選択者がそれぞれ1つの選択をしますが，自分の選択だけで結果が出ることはなく，他人の選択に影響を受ける状況をゲーム的状況と呼びます。

⑤プレイヤー
実際にゲームを行う登場人物がプレイヤーです。ゲーム的状況の中で意思決定する主体です。

⑥戦略
実際にゲームを行う各プレイヤーが持つ行動計画が戦略です。

⑦利得
ゲームが終了した時，各プレイヤーが戦略結果について感じる評価が利得です。

ゲーム理論の代表例：囚人のジレンマ

2人の容疑者AとBがいます。2人は間違いなく真犯人で同じ罪に問われていますが，2人とも罪を認めていません。

ここはアメリカですから司法取引＊ができます。司法取引の条件は次のとおりです。
① 1人が自白して，1人が黙秘した場合，前者は1年となり，後者は15年の懲役となる。
② 2人とも黙秘した場合は，2人とも懲役2年である。
③ 2人とも自白した場合は，2人とも懲役10年である。

2人は別室で尋問されているため，自白するかどうかはお互いに分かりません。

＊司法取引：被告や容疑者が検察官と取引をして罪を認めたり共犯者の罪を立証したりすることで，見返りに減刑などの処遇を得られること。

表1：囚人のジレンマ（行動と懲役年数の関係）		
容疑者A ＼ 容疑者B	黙秘	自白
黙秘	2年・2年	15年・1年
自白	1年・15年	10年・10年

考えられる意思決定（表1）

① 2人とも黙秘する→両方が最大の利益となる。（2人とも懲役2年）

② 2人とも自白する（2人とも懲役10年）

③ 1人は黙秘し1人は自白する→（黙秘した方が15年，自白した方が1年）

合理的意思決定

　2人とも黙秘することが2人にとっての最大の利益となりますが，相手が裏切った時は15年の懲役になります。したがって，「自白する」というのが最も合理的な意思決定と言えます。

容疑者A，Bそれぞれの利得

①容疑者Aの立場で考える

　容疑者Bが黙秘した場合　Aも黙秘するとAの懲役は2年

　　　　　　　　　　　　Aが自白するとAの懲役は1年

　　　➡Bが黙秘した場合は，Aは自白した方が得

②容疑者Bの立場で考える

　容疑者Aが黙秘した場合　Bも黙秘するとBの懲役は2年

　　　　　　　　　　　　Bが自白するとBの懲役は1年

　　　➡Aが黙秘した場合は，Bは自白した方が得

　つまり，2人とも相手が自白しようがしまいが自白した方が得ということです。このように，相手がどの戦略を選ぼうが，自分が選んだ戦略が他の戦略よりも利得が多い時，その戦略は他の戦略を「支配する」と言います。

ナッシュの均衡

　ゲーム理論では，相手の考えや行動を考えた上で，自分の利益が最大になる行動（最適行動）を取ろうとします。お互いが最適行動を取った戦略を「ゲームの解」と言い，皆が満足している状態となります。皆が満足しているということは，今から違う戦略に変えると利益が下がってしまいますので，そこから動かない均衡した状態がノーベル賞を受賞したジョン・フォーブス・ナッシュが提唱した「ナッシュの均衡」です。

　この状態になり問題が解決できないのは，ルールに実効性がなくジレンマが解決できない状態とも言えます。

表2：価格と利益の関係

TG \ OG	150円（ガソリン価格）	140円（ガソリン価格）
150円（ガソリン価格）	40万円：40万円	10万円：60万円
140円（ガソリン価格）	60万円：10万円	20万円：20万円

ナッシュの均衡の具体例

相手の価格で利益が違う場合，明日の価格をどうするかを考えてみましょう。

〈今日の価格〉（表2）

東京ガソリンスタンド（TG）のガソリン　150円→40万円の利益

大阪ガソリンスタンド（OG）のガソリン　150円→40万円の利益

▶TGについて考えると

　①TGの価格が150円，OGの価格が150円の時，TGの利益は40万円，OGの利益は40万円となる。

　②TGの価格が140円，OGの価格が150円の時，TGの利益は60万円，OGの利益は10万円となる。

　③TGの価格が140円，OGの価格が140円の時，TGの利益は20万円，OGの利益は20万円となる。

▶OGについて考えると

　①OGの価格が150円，TGの価格が150円の時，OGの利益は40万円，TGの利益は40万円となる。

　②OGの価格が140円，TGの価格が150円の時，OGの利益は60万円，TGの利益は10万円となる。

　③OGの価格が140円，TGの価格が140円の時，OGの利益は20万円，TGの利益は20万円となる。

▶均衡している時の利益は

　①TGの価格150円，OGの価格150円の時で，利益は双方とも40万円である。

　②TGの価格140円，OGの価格140円の時で，利益は双方とも20万円である。

＊　＊　＊

　人間の行動を数字で考えて決められるなんてすごいと思いませんか？　今さらながら，もう少し数学を勉強しておけばよかったと考えています。

サイモンの合理的な意思決定

　続いて，サイモンの合理的意思決定について説明します。

　サイモンは，バーナードと並び称される組織論の巨匠です。1978年には，組織における意思決定プロセスの研究で合理的意思決定を論じ，ノーベル経済学賞を受賞しました。

　サイモンは，企業活動おいて最も重要なことは意思決定であると述べています。そして，意思決定とは問題解決の活動であるが，完璧な意思決定ができる者はいないと断言しています。意思決定に完璧さを求めるのではなく，意思決定の合理性を高めることが重要だというのです。これを満足化行動と言い，この行動を経営陣モデルと名づけました。

　確かに，私たちマネジャーは，最も正しいあるいは最も利得のある意思決定をしたいと考えていますが，不確実な条件のもとに意思決定をしなければならないことが通常であり，ベストではなくベターな意思決定しかできないのが実情であることを考えると，サイモンの主張にはなるほどとうなずかされます。

合理性の限界とは

　サイモンは，合理性の限界として，**①意思決定に必要な情報をすべて集めることはできないという限界**，**②意思決定に対する行動をすべて予測することはできないという限界**の2つを述べています。

意思決定のプロセス

　問題が起こった時は，次のように考えます。

①**事実前提を把握する**：意思決定する時に前提となる客観的な知識・情報・技術を検討する。

②**価値前提を把握する**：何を目的とし，何を望ましいと考えるか判断する。客観的に分からない個人的主観や価値は，分からなくてもよいとする。いくら考えても分からない時は，主観的価値観で判断すればよいとする。

③**代替案を列挙する**：事実前提と価値前提を把握して問題解決の方法を複数考える。

④**代替案の結果を予測する**：それぞれの代替案の結果を予測し，ランクづけする。

⑤**代替案を選択する**：最も良い案を選択し，決定する。

　しかし，このとおりに実行しても限界があると述べています。なぜなら，代替案をすべて列挙することも，結果を完全に予測することも，結果を評価することも難しいからです。

満足化原理に基づく意思決定

　これは，意思決定についてある程度の基準を決めてその基準に達した段階で代替案の見つける作業を中止し，それを選択し意思決定する方法です。この満足化原理に対

して，完全に合理的な意思決定をし，代替案のうち最も有利な選択をすることを最適化原理の意思決定と言います。残念ながら合理性に限界があるため，人間は満足化原理に基づく意思決定に依存するしかありません。

意思決定には「定型的意思決定」と「非定型的意思決定」があります。

定型的意思決定：日常的な問題を解決するための意思決定。改めて新しい代替案を考えなくてもよい。

非定形的意思決定：問題が新しく複雑なため簡単に解決できない意思決定。新たな代替案を考えなければならない。

組織目的の階層化

人間の合理性の限界をカバーするのは，階層化された組織であるとしています。

複雑な問題を解決する場合，問題を分解し，担当者を配置するなどにより意思決定の範囲を狭めることで意思決定の合理性の限界を補うことができるとしています。組織上位の意思決定は下位の意思決定を統制・制約し，下位の意思決定は上位の意思決定を実行するためのものです。

以上のように各階層が相互に影響することにより組織全体の行動となります。組織の階層化が意思決定も階層化し，人間の合理性を補うことにおいて役立っているとしています。

意思決定のプロセスは，MBA課程のケースメソッドでトレーニングするプロセスに似ています。MBA課程では，情報を収集・分析し，対策をいくつか考え，その対策ごとにリスクを挙げ，ランクに分けし，その上で最も妥当と思われる意思決定をします。サイモンの意思決定は，MBA理論にも影響を与えていると考えられそうです。また，組織の意思決定におけるそれぞれ制約が人間の合理性の限界を補うと考えると，確かにうなずけるものがあります。つまり，ベストの意思決定が難しいためベターな意思決定をするのですが，そのベターな意思決定にも必ずリスクがあるので，完全な戦略を策定することは難しいということです。このように考えると，合理性という概念そのものが不確かであることが読み取れます。

③ 看護マネジャーの意志力を鍛えよう！

　サイモンの合理的意思決定は，確かになるほどと言えるものでしたが，では生身の人間である私たちはどのように動いたらよいのでしょうか？　ここでは，意思決定の源とも考えられる意志力について考えてみましょう。

意志力とは

　意志力とは自分をコントロールする力と言えます。つまり，**自分の内なる葛藤に打ち勝つ力**です。
　例えば，私の場合，「眠い」「疲れた」「もう仕事はこの辺で終わりにしたい」という気持ちと，明日までにこの原稿を仕上げなければならないという力が戦っています。私には，責任を果たす自分でいたいという気持ちと，仕事の責任を果たすことよりも，面倒な仕事はしたくないという葛藤があります。責任は，他人に対する責任と，自分で決めた分量の仕事を成し遂げる責任の2つがあります。

意志力の構成要素

　意志力3つの認知機能によって構成されていると言われており，私は次のように命名しています（図3）。

マスト認知

　「やらなければならない」という認知を私はマスト認知と呼んでいます。「期限までに仕事を仕上げなければならない」「受験勉強をしなければならない」などがこれに該当します。

マスント認知

　反対に，「やってはいけない」という認知をマスント認知と呼んでいます。「食べすぎてはいけない」「ゲームをしすぎてはいけない」「人の悪口を軽率に言ってはいけない」などがこれに該当します。

図3：意志力の構成要素

意志力には必ず葛藤があり，2つの心が戦っている	
マスント認知　〜してはいけない《衝動・欲求抑制》	マスト認知　〜しなければならない《責任・使命・義務》
リメンバー認知 そもそも自分は何を目指していたのか？　自分はどうしたかったのか？《誘惑を跳ねのける》	

リメンバー認知

3つ目は最も重要な認知です。これは「そもそもどうしたかったのか」ということを思い出す機能で，私はこれをリメンバー認知と呼んでいます。

私たちはやってはいけないということと，やりたいという気持ちの葛藤が生じている時，もともとはどうしたかったのかを思い出すことが必要です。例えば，ケーキを食べたいという自分とケーキを食べてはいけないという気持ちが戦っている時，そもそも自分は何を望んでいたのかを思い出すことで，どちらの行動を選択するかが決まります。スタイルを維持したいという希望があったのであれば，食欲は満たされなくてもよいということになるわけです。

しかし，衝動的行動欲求は瞬間的に湧き上がるものですから，その欲求を満たした後では，自分にとってどちらが重要なのかに気づいても後の祭りなので，ちょっとお預けにすることが必要になります。食べたいという欲求や本を読みたい，あの洋服がほしいという欲求が時間の経過と共に消失することは，皆さんも経験があるでしょう。

意志力で感情と行動をコントロール

近年は意志力でキャリア，経済力，学歴などに差がつく時代と言ってもよいでしょう。意志力は訓練や習慣とも言えると思います。

以前，医師がリーダーになって英文抄読会を開いていたことがあるのですが，会場がレストランだったため，私などは先に食事をすればいいのに…と思っていましたが，リーダーは学習した後で食事というスケジュールで進めました。学習に対するこうしたこだわりの習慣がないと医師の試験には合格しないだろうと思ったものです。まさに意志力を習慣化させているケースではないでしょうか。

では，意志力が強いとどう変わるでしょうか。

感情をコントロールできる

世の中をスムーズに生きていくためには，感情のコントロールは不可欠です。人間は感情の動物ですから，自分のことをよく言ってくれる人は味方と思います。反対に，少しでも悪く言おうものなら信頼関係を失うことになりかねません。リーダーシップや信頼関係，部下からの尊敬などに影響する事態が発生するわけです。

また，ストレスや逆境に打ち勝つ心だけでなく，他人と生活することになる結婚生活などにおいても，感情のコントロールは必要です。また，食事や睡眠に対する欲求をコントロールしたり，健康維持の目的で継続して運動したりするにも意志力は欠かせないものと言えます。つまり，相対的にさまざまな面で必要とされるのが意志力なのです。

行動をコントロールできる

意志力で行動をコントロールできれば，信用を勝ち得たり，出世や富を手に入れたりすることにもつながります。例えば，マネジャーの仕事はトップからの要請を納期までに成し遂げることが重要です。この着実な仕事の蓄積がやがて業績となり，キャリアを形成することになります。

成功のための意志力

　私たちの運命の一部は，意志力が握っていると言っても過言でないと思います。例えば人の一生を見た場合，希望する職業が資格を必要をするものであれば，その職業に就くには資格試験合格を目指して勉強しなければなりません。勉強には，勉強するという意志力やテレビを見ない・ゲームをしないという意志力が必要です。「睡眠時間を削る」「早朝に勉強する」などの意志力も必要かもしれません。また「スタイルを維持して素敵な洋服を着たい」という場合も，「おいしいケーキやチョコレートを山ほど食べない」など自分をコントロールする意志力が必要になります。

　看護マネジャーの仕事は，困難な状況を乗り越えたり，スタッフを牽引したり，ここ一番のところを踏ん張ったりなど意志力が試されることばかりです。マネジメントにおいても，「スタッフの無礼な行動にもすぐ腹を立てない」「気にさわることがあっても怒らない」「疲労がたまっていても仕事は休まない」などなど，毎日意志力が働いています。

増えたり減ったりする意志力

　私たちはいつも意志力が満たされている状態とは限りません。私の場合，意志力はしょっちゅう欠如しています。こんなに惰性で生きていて進歩がなくてよいのかしらと思うことばかりです。ちょっと褒められれば，ついついその気になって意志力は満たされますが，風船と同じでいつしかしぼんでしまいます。また，やらなければならない仕事があるのにやる気の出る時と出ない時があり，意志力が一定しません。

　皆さんはいかがですか？　意志力が長続きしないため，思うことを成し遂げられていないということはないでしょうか？

　例えば，私の場合，「若い時のスタイルに戻って，当時と同じサイズのスーツを着られるようになりたい」「毎日，時間ギリギリで仕事をするのではなく，タイムマネジメントをうまくやりたい」「充実した毎日を送りたい」「気分が乗らなくても仕事をサクサク片づけてすっきりしたい」「後回しにしている領収書を何とかしたい」「家の中をきれいに片づけたい」「資格更新の準備をしなくてはいけない」「論文投稿を何とかしなくてはいけない」などなど。考えただけでも，バーンアウトしそうです。

意志力をコントロールできていない状態

後回しにする

　何となく気の乗らない仕事や面倒な仕事はつい後回しになったり先延ばしにしたりして，締め切り前に大あわてでかろうじて間に合わせるということはありませんか？

これでは質の高い仕事はできないと分かっていても，何度も同じことを繰り返してしまいます。

逃避する

また，しなければならないことがあるのに，急に部屋が散らかっているのが気になりだしたり，買い物を思い出したり，手紙を書き始めたりして，集中できなかったり，重要なことから遠ざかろうとしたりした経験はありませんか？　今しておかなければ，ますます大変な事態になると分かっているのに，自分の意志力をコントロールできないのです。

依存する

原稿を書こうとするとコーヒーが手離せなくなったり，チョコレートが食べたくなったり，アルコールに依存したり……。何かに依存してしまうことはありませんか？

誘惑に負ける

しなければならないことがあるのについついテレビを見てしまったり，少しだけと思って見はじめたビデオを最後まで見てしまい，誘惑に負けることもあります。

意志力をコントロールするために

マスントの場合（してはいけない場合）を認識する

目の前のものを欲しいという欲求に対して，将来を想像し，欲求を満たした方がよいのか，我慢した方がよいのか自問することが必要になります。

マストの場合を認識する

今はしたくないと思い，先延ばしにしたりやめてしまったりしようとする自分がいますが，将来を想像して，今実行する意志力が必要になります。

常に2つの欲求が存在していることを認識する

あるものを手に入れようとする時，それを手に入れることで，将来手に入れるべきものや理想としているものをあきらめなければいけないことに気づく必要があります。欲求を満たしてから2つを天秤にかけ，今満たした欲求は実につまらないもので，逃したものの価値や値打ちに後から気づくこともあります。

このことから，意志力とは目先の誘惑を我慢して理想のものを手に入れる能力ということもできます。

自分の意志の薄弱さを知る

人間は本来は最も合理的な意思決定ができると思われがちですが，実は，欲求に対しては実に愚かで弱い存在であることも認識する必要があります。その証拠に，アルコール依存症や薬物中毒がなかなか立ち直れない原因は，この意志力にあると推測されます。

自分の弱さの傾向を知る
　自分がどのような時に軽率な行動をとりがちであるかということを知ることが必要です。
行動する時は行動の目的を吟味する
　本当にこの行動を取ってよいのかということを今一度確認してから行動することが必要です。
脳は性悪説で考えるものだと認識する
・いつも困難なことや重要なことより，簡単で楽な道を選んでしまう。
・欲求を満たすと楽になるような気がするため，さらに行動がエスカレートして悪循環に陥ってしまう。
・気晴らしをしようとすると気晴らしだけで済まなくなり，深みに入ってしまう。
・しようとしただけ，計画を立てただけで頑張ったような自己満足の世界に陥る。
・自分に害を与える嗜好品であっても，頑張ったから許されると思ってしまう。
・少し進歩すると，すぐに満足してしまい努力をやめてしまう。
・将来得られる大きな利益より，目先の小さな欲求に翻弄されてしまう。
・今日活動を休んでも，すぐに挽回できると思ってしまう。
・今日するより，後の方が余裕ありそうに思え，後回しにしてしまう。

意志力は鍛えられる

　意志力を行使しようとする時は，2人の自分がいることを認識し，そもそも自分の望むものは何であったかを想起してベストな選択をすることが重要です。そういう意味で，脳の中では常に性善説と性悪説が戦っているとも言えます。
　意志力には限界がありますので，最も重要な意思決定をする時は十分な意志力がある時に行うことが大切です。意志力は筋肉のように鍛えることができます。
　それでは，次ページより意志力トレーニングを始めましょう。

参考文献
1) 福田秀人：ランチェスター戦略の意義と概要，21世紀社会デザイン研究，No.12，P.27～36，2013.
2) 王地裕介：ランチェスター戦略の学術的意義に関する考察，兵庫県立大学．http://www.u-hyogo.ac.jp/mba/pdf/SBR/6-1/001.pdf（2018年3月閲覧）
3) 田岡佳子：そうなのかランチェスター戦略がまんがで3時間でマスターできる本，明日香出版社，2011.
4) 小野伸一：組織経営の古典的著作を読む（Ⅱ）～ハーバート・A・サイモン『経営行動』～，経済のプリズム，P.9～28，No.15，2013.
5) ケリー・マグコニカル著，神崎朗子訳：スタンフォードの自分を変える教室，大和書房，2013.

● 自己評価：**意志力**

**1. 看護マネジャーの業務で誘惑に負けたと思うのは
　　どのような時でしたか？**

2. 弁解することがありますか？

**3. 看護マネジャーの業務で意志力が足りずに
　　失敗したことはありますか？**

**4. 意志力をコントロールできたことで看護マネジャーの
　　業務が成功したと思うことはありますか？**

**5. 気になっているのに後回しにしている
　　看護マネジャーの業務はありますか？** 実行の意志力

**6. この行動でいつも失敗してしまうと思っている
ものはありますか？** 衝動の意志力

**7. この行動の習慣が原因で，いつも失敗してしまう
というものはありますか？** 習慣の意志力

**8. 看護マネジャーとして理想の姿は
どのようなものですか？** 理想の意志力

**9. 理想とする看護マネジャーの姿に近づこうとする意志を
邪魔するものは何ですか？** 意志力を邪魔するもの

▶▶解答例はP.237に掲載

第8章 認定看護管理者教育課程セカンドレベル／サードレベルは看護管理者のステータス

本章では，これからセカンドレベルもしくはサードレベル受講を目指す方のために，認定看護管理者教育課程セカンドレベル／サードレベルとは何か，何を学ぶのか，受講するにはどうすればよいのかなどを具体的に解説します。

看護管理者教育が必要なわけ

　私たちを取り巻く環境は変化し，少子高齢化というマンパワー不足と医療財源の減少というダブルパンチを受け，病院が存続することは簡単ではない時代となりました。これまで我が国は，国民皆保険のもと，国公立病院は国や自治体から助成金を受けながら質の高い医療を提供してきましたが，国の財政難から独立行政法人になった国公立病院もあります。また，国公立病院に限らず，経営状態の悪い病院は，倒産やM&A（合併・吸収）の危機にさらされています。先のことは分からない不確実性の時代です。

　このような混沌とした時代を生き抜かなければならない看護管理者は実に大変です。経験と勘と度胸だけで生き抜いていくことはできません。また，看護実践能力が高ければ看護管理能力も高いというものでもありません。看護管理能力と看護実践能力は異質なものですから，看護管理のスキルはどこかで学ばなければならないわけです。確かに，看護大学には看護管理の講義があります。しかし，学生時代に自分が将来，主任や師長になることをイメージして学んでいたでしょうか。私が看護管理を教えている大学で，学生に将来師長になりたいかと尋ねると，大抵は興味も関心もないと答えます。つまり，主任や師長の職に就いた時には，まだマネジメントの能力は備わっておらず，管理に必要な知識もゼロと考えた方がよいということです。

　では，看護管理をどこで学べばよいのでしょうか。看護大学院には看護管理領域というものがありますが，忙しい仕事の合間に大学院に通学するということは並大抵のことではありません。そうした時に手軽に看護管理を学べるのが，この認定看護管理教育なのです。

　皆さんもご存じのように，日本看護協会認定の教育プログラムは，ファーストレベル，セカンドレベル，サードレベルの3段階に分けられており，それぞれ約3カ月の間にファーストレベルは150時間，セカンドレベルは180時間，サードレベルは180時間の課程を修了します。その後，日本看護協会認定看護管理者の資格試験を受験し，合格すれば晴れて認定看護管理者の誕生です。ただし，この資格は5年ごとに更新する必要があります。つまり，認定看護管理者教育は一度学んだら完璧ということではなく，管理とはこういうものであると管理の基本を学んだにすぎないということです。

① 認定看護管理者教育課程 セカンドレベル

　セカンドレベルは，認定看護管理者教育の中でファーストレベルの次のステージに当たるものです。このセカンドレベルを修了すると，次は最終ステージであるサードレベルを受講することができます。

　10年ほど前は，このセカンドレベル修了者はまだ少数でした。受講者も副部長クラスの人が多かったと思います。しかし，今や主任の資格要件はファーストレベル修了者，看護師長はセカンドレベル修了者という時代となりました。私たち看護師の生きている世界は資格がものを言いますので，看護マネジャーは，それぞれ職位に合った認定看護管理者教育を修了していることが必要となってきています。

　認定看護管理者教育コースのファースト・セカンド・サードレベルは，看護職以外の人も認知している時代となりました。特にセカンドレベルについては修了していることが看護師長就任の要件の一つになりつつあります。こうした点から考えても，私たちが医療界という市場原理の世界で生き抜くためには，セカンドレベルを修了することが看護管理者のエンプロイアビリティ＊を高める要件の一つと言えると思います。

セカンドレベルでは課題を解決するための総合力を身につける！

　セカンドレベルでは，主に次の2つを学びます。

複合的・多面的な知識の獲得

　看護師長の使命は，自分の城である部署を守り抜くことです。具体的に何をするかというと，次の3つのことが考えられます。

　まず，安全です。これは院内感染や医療事故を防止することにつながります。2つ目は収益の確保です。どんなに良い看護を提供できていても収益を確保できていなければ遅かれ早かれ病院の存続が難しくなります。3つ目は看護の質を上げることです。これは有限の資源であるヒト，モノ，カネ，情報，時間などを使い，私たちのナレッジなどで付加価値を高め，看護の生産性を上げるということです。看護師のパワーを最大限に発揮するところです。

　このことを多面的・複合的に学ぶのが，看護組織管理論や人的資源活用論，ヘルスケアサービス管理論，医療経済論であり，これらの知識を総合的に活用し自部署の課

＊エンプロイアビリティ：市場原理の中では，雇用者と被雇用者はある面では対立関係にある。雇用者が所属している企業を辞めても他組織からの求人が来るに値する能力，あるいは所属している組織に留まることを望まれるほどの能力のことを言う。

表1：セカンドレベルの講義科目

科目	内容
看護組織管理論 （45時間）	看護組織マネジメントの基本理論，組織の意思決定と変革，組織文化，組織分析，看護ケア提供方式の構築，看護組織のナレッジマネジメント
ヘルスケアサービス管理論（45時間）	保健・医療・福祉サービス提供組織の仕組みと連携，施設環境のマネジメント，安全管理，クオリティマネジメント，ヘルスケアサービスへの情報活用とマネジメント
人的資源活用論 （45時間）	人材を育てる看護マネジメント，看護人事・労務管理，人材を活かす看護マネジメント
医療経済論 （30時間）	社会保障と医療経済，看護サービスの経済性
統合演習（15時間）	各科目での学びを統合し，看護管理の実践向上および論理的思考を習得する

題を発見し解決するという統合演習です。

課題解決手法の習得と戦略の可視化・実践

看護師長の仕事は課題解決の連続です。患者や家族とのトラブル，スタッフ間の人間関係の調整，医師や他のコメディカルとの交渉や調整など，複数の多面的問題に日々直面します。その一方で，部署の目標管理や看護のあるべき姿の実現など絶え間なく成果を問われる課題もあります。

これらの課題に対し，解決するための手法を身につけていなければ，解決までに迷走することは容易に想像できます。

しかし，論理的に解決する手法を身につけていれば，最短時間で，なおかつリスクを回避した合理的な意思決定ができます。

セカンドレベルで学ぶこと

①講義で論理的思考を習得する

　表1に示す科目を受講し，論理的思考を総合的に習得します。

②講義で習得した知識を基に論理的思考で課題解決を図る

③看護管理実践計画書の成果物を論文にする

④看護管理実践計画書をセカンド認定管理教育養成施設内で発表する

⑤看護管理実践計画書の成果を発表する

多くの養成施設では，看護管理実践計画書を実践し，半年後にその成果物をセカンド認定管理教育養成施設内で発表しています。

セカンドレベルの必須科目「統合演習」

セカンドレベルでは，特にこの課題解決のプロセスを修得することに力を入れてい

ます。それが先述した組織分析手法や変革理論，人的資源活用論などを駆使して行う統合演習です（カリキュラム改定でファーストレベルにも統合演習が入っています）。この統合演習では，自組織の課題を発見し，戦略を考え，具体的なアクションプランに導くということが体験できます。

統合演習の進め方

①自部署の取り組むべき課題を事前に決めておく

事前に自分の取り組む課題を決めておきますが，統合演習の際に再度吟味します。

②グループワークによって自部署の課題を決定する

通常はグループを編成します。グループダイナミックスを生かして意見交換をしながら分析，課題の明確化，戦略の策定，課題解決まで行います。

③支援者から助言を受ける

グループには支援者が1人つきます。支援者は，テーマ選びから課題の明確化，および戦略の策定，アクションプランまで助言します。

④看護管理実践計画書のプレゼンテーションとして論文を執筆する

以上の内容を認定看護管理教育養成施設内の発表会でプレゼンテーションを行い，論文としてまとめます。これにより，セカンドレベルは修了です。

セカンドレベルの統合演習で得られるもの

統合演習に費やす時間や労力は相当なものですが，私はこれだけのエネルギーを使って得られるものは，次のとおりだと考えています（図1）。

組織とのコミットメント

理念との整合性：取り組むべき課題は，自組織の理念や目標と整合性が必要であることから，組織とのコミットメントを学ぶことができる。

組織が必要とする課題：自分が解決したい課題に取り組むのではなく，重要度や緊急性と共に組織のあるべき姿を見据えて，課題を明確にしていくプロセスを学ぶことができる。

問題の本質を分析する力

現象に惑わされない：通常，自分が意識している問題は現象である。課題を解決するには，仕組みや体制など問題の本質をつかむ必要があることを学ぶことができる。

他人を説得する：課題解決に当たっては，自分だけが理解していればよいというものではない。他人を説得する必要があることを学ぶことができる。

論理的構造の組み立て方

環境の変化：内部環境や外部環境から，自部署の置かれている立場を理解できるようになる。

戦略の策定：内部環境の資源を有効に活用し，機会や脅威に適応した戦略を策定できるようになる。

最重要課題の絞り込み：最重要課題を明確にすることが必要であることを理解でき

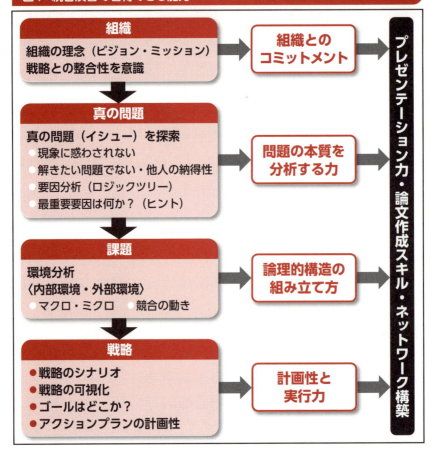

るようになる。

ロジカルシンキングの大切さ：課題を明確することから，戦略を策定するまでのプロセスはロジカルシンキングでなければならないことを理解できるようになる。

計画性と実行力

戦略の可視化：解決に当たっては，戦略のシナリオと呼ばれる一貫したストーリーが必要であることを理解できるようになる。

アクションプランの計画性：「いつ，誰が，どこで，何をするか」を緻密に計画的に立案できるようになる。

実行力：計画したことについて，他者を巻き込みながら実行に移せるようになる。

その他の複合的スキル

論文作成の作法とスキル：これらのことを論文という成果物にすることで，論文作成の作法とスキルが身につく。

プレゼンテーション力：大勢の前で発表することにより，プレゼンテーション能力や双方向のコミュニケーション能力，共感を作り出す技術，時間内にアピールする技術などが身につく。

ネットワーク構築力：一緒にセカンドレベルを受講しているメンバーとネットワークを構築し，セカンドレベル修了後も情報交換のできる仲間ができる。

セカンドレベルで大変だったこと

セカンドレベルで大変だったことを受講者に尋ねたところ，次のことが挙げられました。

・小論文の書き方が分からなかった。論理的に書くにはどうしたらよいのか慣れておらず苦労した（論文の書き方が分からなかった）。
・医療経済論が難解だった。日頃から損益計算書や貸借対照表を見ておけばよかった。
・課題解決のプロセスを理解するのが難しかった。
・統合演習が大変だった。特に自分の選択した課題が統合演習にはふさわしくなく，支援者に指導してもらって何とか完成にこぎつけた。
・皆の前で自分の看護管理実践計画書を発表するのはとても緊張したが，何とかできた。

セカンドレベルの受講要件

教育目的
・看護専門職として必要な管理に関する基本的知識・技術・態度を習得。
・看護を提供するための組織化と運営のために必要な知識・技術を習得。
・組織的看護サービス提供上の諸問題を客観的に分析する能力の習得。

定員
60名までのところが多い。年2回募集する施設もある。

受講要件
・日本国の看護師免許を有する者
・看護師免許を取得後，実務経験が通算5年以上ある者
・ファーストレベル修了者，または看護部長相当の役職にある者もしくは副看護部長相当の役職に1年以上就いている者

提出書類
・受講申込書　・受講要件別確認書　・小論文：志望動機　・看護師免許

選考要件
書類審査と小論文

合格審査
認定看護管理者教育運営委員会において，以下の教育課程の修了要件に基づき合否の審査を行う。

・教科目別時間数の5分の4以上を出席していること（ただし，全日出席を原則とする）。
・教科目レポート審査に合格していること。
「A（80点以上）」「B（70〜79点）」「C（60〜69点）」「D（59点以下）」の4段階で評価し，「C」以上を合格とする。

＊修了要件は変更する場合がありますので，日本看護協会ホームページなどで確認してください。

認定看護管理者教育課程 サードレベル

　看護管理者教育課程においてサードレベルは最上位にあるものです。また，この認定看護管理者教育サードレベルを修了することは，認定看護管理者の試験を受けるための要件の一つになっています。最近は，看護部長を採用する時の要件の一つになっていることからも，看護部長や副看護部長の職に就いている者にとって必要な資格と言えるでしょう。セカンドレベル同様，看護管理者のエンプロイアビリティの一つです。

サードレベルではトップマネジャーのスキルを獲得する！

　サードレベルでは主に次の4つを学びます。

トップマネジャーとしてのコンピテンシーの獲得
　サードレベルでは，トップマネジャーに必要な能力を多面的に磨いていきます。政策・組織・経営について，ミクロとマクロの双方から論理的に思考することができるようになります。顕微鏡のように細部を観察する目と空から地上を見下ろすような大きな視野で俯瞰する目を養うということです。

トップマネジャーとしての戦略策定
　トップマネジャーとして環境の変化に対応し，現状を分析し，戦略を考え出し，実行に移し，結果を出す力を獲得します。組織を構築する力と絶えず難解な課題に取り組むチャレンジ力，部下を牽引するリーダーシップなど，トップマネジャーとしてのパワーを獲得します。

認定看護管理者の要件取得と試験対策
　認定看護管理者試験のための知識を獲得し，論文を作成する力を身につけます。

統合演習
　サードレベルにもセカンドレベル同様に統合演習があります。セカンドレベルと違う点は取り組む課題がトップマネジャーの視点であるということです。看護師長の職位でサードレベルを受講する場合は，自分が病院組織の中でリーダーシップを発揮する役割であると考えればよいでしょう。安全管理者や感染や褥瘡の認定看護師など組織横断的な仕事における課題に取り組むのもよいと思います。

サードレベルで学ぶこと

　サードレベルは全部で180時間の講義となっています。政策・組織・経営など多方

表2：サードレベルの講義科目

科目	内容
保健医療福祉政策論（30時間）	社会保障の概念，諸外国の保険医療福祉，保健医療福祉政策，看護制度・政策，制度・政策に及ぼす看護管理者，保健医療福祉政策演習
保健医療福祉組織論（30時間）	保健医療福祉サービスのマーケティング，組織デザイン論，ヘルスケアサービスの創造
経営管理論（60時間）	医療福祉と経済論，医療福祉経営，財務管理，経営分析，ヘルスケアサービスの経営と質管理・経済性，看護経営の今後のあり方，労務管理，人材フローのマネジメント，危機管理
看護経営者論（45時間）	経営者論，管理者の倫理的意思決定，看護事業の開発と企業，実習
統合演習（15時間）	教科目で学習した内容を統合，活用し，看護管理の実践計画を立案する

面の知識を学び，戦略の立案，組織運営を行うことで，トップマネジャーとしての資質，態度，実行力などを身につけます。**表2**は講義科目です。

サードレベルで大変だったこと

サードレベルで大変だったことを受講者に尋ねたところ，次のことが挙げられました。
・医療監視や厚生局の適時調査などと重なってレポート提出に難儀した。
・トップマネジャーの視点で統合演習の課題を考えることは大変だったが，支援者の力を借り，何とか切り抜けた。
・財務分析や経営分析などの数字が難解だった。
・マーケティングのナレッジを日常的に行っていないので難しかった。
・論文を書くのに慣れていないため，大変だった。
・セカンドレベルを修了してから，随分年月が過ぎていたので，課題解決の手法など忘れていることが多く，統合演習で看護管理実践計画書に取り組むのに労力を要した。

サードレベルの受講要件

教育目的

・ヘルスケアサービスを提供するため，看護の理念を掲げ，必要な組織の構築運営の能力を学ぶ。
・看護事業を起業し運営するに当たって必要となる経営管理能力に関する知識・技術態度を習得する。
・論理的思考を強化し，創造力のある企画・提案ができるようになる。　　　　ほか

定員
20～23名

受講要件
・日本国の看護師免許を有する者
・看護師免許を取得後，実務経験が通算5年以上ある者
・セカンドレベル修了者，または看護部長相当の役職にある者もしくは副看護部長相当の役職に1年以上就いている者

提出書類
・受講申込書　　・受講要件別確認書　　・小論文：志望動機　　・看護師免許

選考要件
書類審査と小論文

合格審査
認定看護管理者教育運営委員会において，以下の教育課程の修了要件に基づき合否の審査を行う。

・教科目別時間数の4/5以上を出席していること（ただし，全日出席を原則とする）。
・教科目レポート審査に合格していること。
「A（80点以上）」「B（70～79点）」「C（60～69点）」「D（59点以下）」の4段階で評価し，「C」以上を合格とする。

＊修了要件は変更する場合がありますので，日本看護協会ホームページなどで確認してください。

さらにここでは，実際の認定看護管理者教育課程セカンドレベルおよびサードレベルをイメージしやすいように一般社団法人上尾中央医科グループ協議会　前キャリアサポートセンター長　柳谷良子（前看護局長）様はじめAMGキャリアサポートセンターの皆様のご協力により，以下に募集要項，講義計画，時間割などを掲載させていただきました。この場を借りて御礼申し上げます。

認定看護管理者教育課程セカンドレベル

教育目的
1）第一線監督者または中間管理者に求められる基本的責務を遂行するために必要な知識・技術を習得する。
2）施設の理念ならびに看護部門と理念との整合性を図りながら担当部署の看護目標を設定し，その達成を目指して看護管理過程が展開できる能力を高める。

日程・時間数
　　　　年　月　日（　）～　年　月　日（　）　　　　計33日間（198時間）

受講要件
　次のすべての条件を満たしている者
1）日本国の看護師免許を有する者。
2）看護師免許を取得後，実務経験が通算5年以上ある者。
3）認定看護管理者教育課程ファーストレベルを修了している者。または，看護部長相当の職位にある者，もしくは副看護部長相当の職位に1年以上就いている者。

募集定員　40名
受講料　206,000円
申込方法　簡易書留またはインターネット
申込書類
1）受講申込書
2）小論文：「自部署における看護管理上の課題」
3）認定看護管理者教育課程ファーストレベル修了証の写しまたは勤務証明書

申込期間
　　　　年　月　日（　）～　月　日（　）　　　　※当日消印有効
選考方法　書類および小論文を審査し，教育運営委員会にて選考します。
選考通知　月下旬に申込者全員に選考結果を送付します。
修了証　日本看護協会の定める修了要件を満たした者へ修了証を交付します。
本研修の特色
　「統合演習」に力を入れ，看護管理過程における問題解決を論理的に考え実践できるよう，第一線で活躍中の認定看護管理者が支援します。

認定看護管理者教育セカンドレベル講義内容

教科目（時間数）	ねらい	単元
看護組織管理論 （45時間）	1．組織運営に関する諸理論に基づき，担当部署の看護管理過程を評価し，質向上のための方策を見いだす。	1）組織マネジメントの基本理論 2）組織の意思決定と変革 3）組織文化 4）組織分析（組織診断） 5）看護ケア提供方式の構築 6）看護組織のナレッジマネジメント 7）コンフリクトマネジメント
人的資源活用論 （45時間）	1．組織の理念，経営目標を達成するための中心的要素である人材の確保・育成・活用等，人的資源管理に必要な知識・技術・態度について理解できる。 2．看護職者のキャリア開発について，概念・理論，具体的方法について理解できる。	1）人材を育てる看護マネジメント 2）看護人事・労務管理 3）人材を活かす看護マネジメント
ヘルスケアサービス管理論 （45時間）	1．保健・医療・福祉サービスを提供する上で必要な基本的考え方と具体的な方法について理解できる。 2．他職種・他部門・他施設・地域等との協働・連携の方法論について理解できる。	1）保健・医療・福祉サービス提供組織の仕組みと連携 2）施設環境のマネジメント 3）安全管理 4）クオリティマネジメント 5）ヘルスケアサービスの情報活用とマネジメント
医療経済論 （30時間）	1．医療経済の構造・現状について学び，変革が進む医療システムについて理解できる。	1）我が国における社会保障と医療経済 2）看護サービスにおける経済性
統合演習 （33時間規定は15時間）	1．教科目で学習した内容を統合，活用し，看護管理の実践の向上を目指す。	1）演習：看護管理実践計画書の作成

平成28年度認定看護管理者教育課程セカンドレベル研修日程

①看護組織管理論(45時間) ②人的資源活用論(45時間) ③ヘルスケアサービス管理論(45時間) ④医療経済論(30時間) ⑤統合演習(33時間) ※①~⑤の教科目は下表と対応　　　計198時間(33日間)

日数	研修日(曜日)	1時限 (9:30~11:00)	2時限 (11:10~12:40)	3時限 (13:30~15:00)	4時限 (15:10~16:40)
	9月2日(金)	開講式10:00　オリエンテーション (受講者自己紹介,セカンドレベル研修についてのオリエンテーション)		特別講義 (重要思考―決める力と伝える力―)	
1	3日(土)	①組織マネジメントの基本理論 (組織構造と機能,組織化の方法)			
2	9日(金)	②人材を育てるマネジメント (キャリア開発資源,人的資源計画の基本的な考え方)			
3	10日(土)	③施設環境のマネジメント (保健医療福祉施設における施設環境の在り方,施設環境の安全性)			
4	11日(日)	②看護人事・労務管理 (労働関係法規の理解と看護管理の実務,看護職の健康管理)			
5	16日(金)	④我が国における社会保障と医療経済 (社会保障・保険制度と医療経済,生産性・分配,個人の医療サービス・消費プロセス,保健医療政策の現状と動向)			
6	23日(金)	①組織文化 (組織文化とは,組織文化のマネジメント)			
7	24日(土)	②看護人事・労務管理 (人員配置,勤務計画,WLBと勤務形態の管理,看護職の健康管理,ストレスマネジメント,タイムマネジメント)			
8	30日(金)	①組織分析(組織診断) (所属組織の分析法,所属組織の評価方法,組織の経営戦略)			
9	10月14日(金)	③クオリティマネジメント (看護サービスの質保障)			
10	15日(土)	③保健・医療・福祉サービスの提供組織の仕組みと連携 (保健・医療・福祉サービスの提供組織を規定する法律,専門職チームによるヘルスケアシステムと課題,スキルミクス,ヘルスケアサービスの連携)			
11	21日(金)	④医療経済論 (看護サービスの経済,効果的・効率的な資源の活用,看護活動の経済的効果)			
12	22日(土)	①組織の意思決定と変革 (組織構造と機能,組織化の方法,変革理論,組織の意思決定)			
13	28日(金)	①看護組織のナレッジマネジメント (ナレッジマネジメント)			
14	29日(土)	①看護組織のナレッジマネジメント (ナレッジマネジメント)			

15	11月4日(金)	④医療経済論 (看護サービスの経済，効果的・効率的な資源の活用，看護活動の経済的効果)	
16	5日(土)	②人材を活かす看護マネジメント (人的資源の活用のためのマネジメント，スペシャリストの活用，動機づけ理論の活用，外的資源の活用)	
17	11日(金)	①看護ケア提供方式の構築 (効果的な看護ケア提供方式の構築と活用)	③クオリティマネジメント (アウトカムマネジメントの考え方)
18	12日(土)	①コンフリクトマネジメント (コンフリクトマネジメント，交渉術)	
19	19日(土)	④我が国における社会保障と医療経済 (保険医療政策の現状と動向　DPC)	
20	25日(金)	②看護人事・労務管理 (人員配置，勤務計画，WLBと勤務形態の管理，看護職の健康管理，ストレスマネジメント，タイムマネジメント)	
21	26日(土)	③クオリティマネジメント (質管理のための研究の活用，看護管理に関する研究の動向)	
22	12月2日(金)	②人材を育てる看護マネジメント (人材育成計画)	
23	3日(土)	②人材を育てる看護マネジメント (人材育成計画)	
24	9日(金)	②看護人事・労務管理 (能力評価，目標による管理)	⑤統合演習オリエンテーション
25	10日(土)	③ヘルスケアサービスの情報活用とマネジメント (看護管理に資する情報システムの構築，人的資源管理と情報活用)	
26	16日(金)	④看護サービスにおける経済性 (看護サービスの経済，人事管理と経済性，物品管理と経済性，情報管理と経済性，時間管理)	
27	17日(土)	③クオリティマネジメント (質管理のための研究の活用，看護管理に関する研究の動向)	
28	24日(土)	③安全管理 (看護単位における安全管理，事故発生のアセスメント，分析，対処，安全管理教育，労務災害とその予防等)	
29	14日(土)	①統合演習	
30	28日(土)	②統合演習	
31	4日(土)	③統合演習	
32	10日(金)	④統合演習	
33	18日(土)	⑤統合演習発表会／閉講式	

※開講式・閉講式および9月2日の特別講義は修了要件には含まれません。

平成28年度認定看護管理者教育課程セカンドレベル 統合演習要項

目的 所属する組織における看護管理上の問題を明らかにし，中間管理職として看護の質の維持・向上に向けた看護管理実践能力を高める

目標 看護管理実践計画書の立案の過程を通し，組織の維持・発展に計画的に関わる必要性を理解する。

期間 平成28年12月9日（金）～平成29年2月18日（土）

日程・内容

12月9日
- 統合演習オリエンテーション
- グループワーク

1月14日～　組織分析
- クロスSWOTまたはGap分析で，部署の分析を提示
- 支援者とグループメンバーでグループワーク，個人支援，個人作業
  ※部署や施設の組織分析が十分できているか

課題の絞り込み
- 分析した結果から部署における看護管理上の問題を明らかにし，取り組み課題を絞り込む
- グループワークまたは個人支援，個人作業
  ※看護管理上の問題が客観的に抽出できているか
  ※その課題は最優先すべき課題として妥当な選択か

計画立案 計画書作成
- 課題に対する実践のための具体的方法の検討
- 実践計画書作成
- 発表用のパワーポイントの作成
- 個人支援，個人作業
  ※行動計画の方向性・具体性・実現可能性はどうか

2月18日 統合演習発表会

その他

1）**事前レポート**
   テーマ：未定　※詳細は決定次第お伝えします。A4 1枚（表紙不要）
   提出期限：12月3日9時30分

2）**看護管理実践計画発表会**
   - 事前に発表用のパワーポイントと添付資料を電子データにて提出
     提出期限：2月15日17時
   - 発表会は受講者が主体的に計画・運営する。
   - 発表会当日に看護管理実践計画書，発表パワーポイント，添付資料を提出。

3）**実践報告会**
   - 平成30年1月下旬頃予定
   - AMG学習館にて

※2），3）についての詳細は，統合演習オリエンテーションにて説明

教科目レポートの作成例

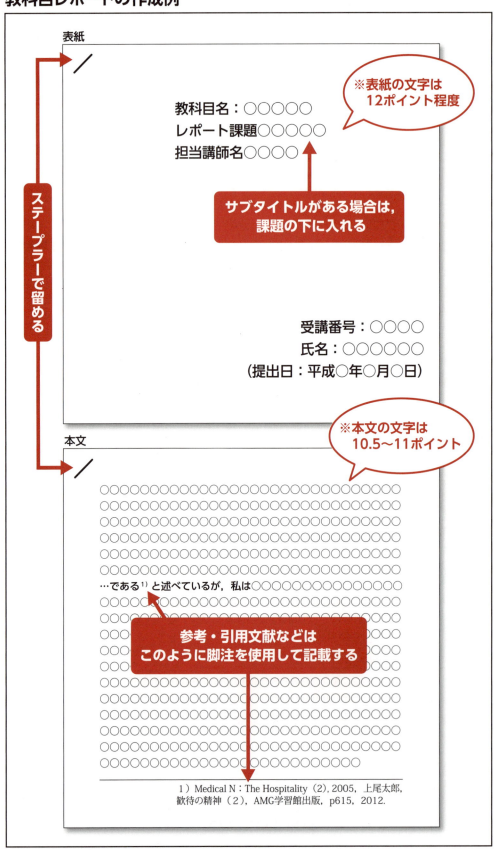

評価方法

教科目レポート評価基準

評価は次の基準に沿って行われ，C以上を合格とする。

A：100～80点　B：79～70点　C：69～60点　D：59点以下

評価の視点	評価項目	配点
1．理解	1）論点が課題に対応している。	10点 (各5点)
	2）専門用語や概念の解釈が適切である。	
2．思考・判断	1）事実を客観的に捉え，情報を分類・整理できている。	50点 (各10点)
	2）必要な情報をもとに，根拠をもって分析している。	
	3）多面的に考察し，判断することができる。	
	4）明確な問題意識を持ち，主張に説得力がある。	
	5）問題解決を発展させ，今後の課題に挑戦する姿勢がある。	
3．知識・技術	1）論旨に一貫性がある。	30点 (各10点)
	2）論理的に構成されている。	
	3）表現や記載が適切である。	
4．主体性	1）課題解決への姿勢や意欲が表現されている。	10点 (各5点)
	2）取り組みについて具体的な方法・成果が述べられている。	
合計		100点

統合演習評価基準

評価は次の基準に沿って行われ，C以上を合格とする。

A：100～80点　B：79～70点　C：69～60点　D：59点以下

評価の視点	評価項目	配点
1．課題の明確化	1）自施設の分析から看護管理上の課題が具体的に導かれている	7点
	2）自施設に応じた課題である	7点
	3）課題の背景が十分分析されている	7点

2．実践方法	1）課題および目的を達成するための適切な方法を選択している	7点
	2）実践のプロセスおよび具体的な方法を提示している	7点
	3）課題達成のための計画が段階的に進められている	7点
	4）実践の効果が評価可能な表現で述べられている	7点
	5）目標達成（実現）は可能である	7点
3．評価方法	1）実践を評価するための指標および評価方法が妥当である	7点
	2）評価の根拠となるデータが示されている	7点
4．発表	1）資料は課題に沿った内容になっているか	7点
	2）論旨に一貫性があるか	7点
	3）資料が見やすく工夫されているか	7点
	4）発表者の声やトーンは聞き取りやすかったか	3点
	5）発表時間を守り，発表の時間配分は適切か	3点
	6）質疑に対して明確に答えることができたか	3点
合計		100点

再審査の実施

D評価の場合は，各教科目1回に限り再審査を受けることができる。再審査を希望する場合は，指定された期日までにレポートと「教科目レポート再審査申込書」，再審査料（1教科目5,000円）を合わせて専任教員に提出する。なお，再提出レポートの評価はCまたはDである。

修了証の発行と再履修の手続き

修了要件（各教科目時間数の5分の4時間以上かつ各教科目のレポートの評価がC以上）を満たした受講者には，上尾中央医科グループ協議会認定看護管理者教育課程教育運営委員会での修了判定を経て修了証が授与される。

修了判定で修了と認められない場合は，当該教科目を次年度以降に再履修することができる。その際は，所定の受講料が発生する。再履修の手続きおよび費用については専任教員に確認する。

＊「修了できない」理由は，出席日数（単位）の不足，教科目レポート未提出，教科目レポートの不合格などです。

認定看護管理者教育課程サードレベル

教育目的
1）社会が求めるヘルスケアサービスを提供するために看護の理念を掲げ，それを具現化するために必要な組織を構築し，運営していくことのできる能力を高める。
2）看護事業を起業し運営するに当たって，必要となる経営管理能力に関する知識・技術・態度を習得する。

日程・時間数
　　　年　月　日（　）～　年　月　日（　）　　　　計33日間（198時間）

受講要件
　次のすべての条件を満たしている者
1）日本国の看護師免許を有する者。
2）看護師免許を取得後，実務経験が通算5年以上ある者。
3）認定看護管理者教育課程セカンドレベルを修了している者。または，看護部長相当の職位にある者，もしくは副看護部長相当の職位に1年以上就いている者。

募集定員　30名
受講料　302,400円
申込方法　簡易書留またはインターネット
申込書類
1）受講申込書
2）小論文：「トップマネジャーとして，組織的に取り組むべき看護管理上の課題について現状分析し，その取り組みについて述べよ」
3）認定看護管理者教育課程セカンドレベル修了証の写しまたは勤務証明書

申込期間
　　　年　月　日（　）～　月　日（　）　　　※当日消印有効

選考方法
　以下の選考基準に基づき，認定看護管理者教育運営委員会にて受講者を選考します。
1）受講要件を満たしていること
2）小論文（文意の一貫性，構成力，表現力，説得力，国語力の視点で審査）

選考通知　○月下旬に申込者全員に選考結果を送付します。

修了証
　日本看護協会の定める修了要件を満たした者へ修了証を交付します。

本研修の特色
　「統合演習」に力を入れ，経営者または看護部門のトップとして組織の改善計画が立案できるよう，第一線で活躍中の認定看護管理者が支援します。

認定看護管理者サードレベルの講義内容

教科目（時間数）	ねらい	単元
保健医療福祉政策論 （39時間規定30時間）	1．保健医療福祉の政策動向を理解し，それらが看護管理上に与える影響を考え行動できる。 2．看護現場の現状を分析・データ化し，職能団体，行政機関等へ提示できる。	1）社会保障の概念 2）諸外国の保健医療福祉 3）保健医療福祉政策 4）看護制度・政策 5）制度・政策に影響を及ぼす看護管理者 6）保健医療福祉政策演習
保健医療福祉組織論 （30時間）	1．社会が求めるヘルスケアサービスをアセスメントし，目的の達成を目指した看護の組織化を図るための諸理論を理解できる。	1）保健医療福祉サービスのマーケティング 2）組織デザイン論 3）ヘルスケアサービスの創造
経営管理論（60時間）	1．経営者あるいはその一員として，経営管理の視点に立ったマネジメントが展開できる。	1）医療福祉と経済論 2）医療福祉経営 3）財務管理・経営分析 4）ヘルスケアサービスの経営と質管理・経済性 5）看護経営の今後のあり方 6）労務管理 7）人材フローのマネジメント 8）危機管理
看護経営者論（45時間）	1．トップマネジャーが備えるべき要件について理解し，行動ができる。	1）経営者論 2）管理者の倫理的意思決定 3）看護事業の開発と起業 4）実習
統合演習 （24時間規定15時間）	1．教科目で学習した内容を統合・活用し，看護管理の実践の向上を目指す	1）演習：看護管理実践計画書の作成

平成29年度認定看護管理者教育課程サードレベル研修日程

①**保健医療福祉政策論**（39時間） ②**保健医療福祉組織論**（30時間） ③**経営管理論**（60時間） ④**看護経営者論**（45時間） ⑤**統合演習**（24時間）　※①〜⑤の教科目は下表と対応

計198時間（33日間）

日数	研修日（曜日）	1時限 (9:30〜11:00)	2時限 (11:10〜12:40)	3時限 (13:30〜15:00)	4時限 (15:10〜16:40)
	9月1日（金）	開講式・ガイダンス （講師自己紹介・研修ガイダンス）		特別講義　※任意参加 （重要思考）	
1	8日（金）	③労務管理 （人事考課・能力評価）			
2	15日（金）	①保健医療福祉政策 （最新の医療政策・地域保健医療福祉計画）			
3	16日（土）	③医療福祉と経済論 （経済学が追求するもの・医療福祉の経済的問題・医療施設の経済的問題等）			
	17日（日）	希望者研修　論理的思考・論理的な文章の書き方　※任意参加			
4	22日（金）	①社会保障の概念 （社会保障の概念と関連法規等）		③医療福祉経営 （医療経営とは・医療経営の構造）	
5	29日（金）	③危機管理 （組織の危機管理・医療事故防止のための組織的対策・メディエーション等）			
6	30日（土）	③財務管理・経営分析 （原価の基礎的概念・経営データ・財務分析・財務リスク）			
7	10月1日（日）	②保健医療福祉サービスのマーケティング （マーケティング・ヘルスケアサービスの組織を創造するビジネスの動き等）			
8	6日（金）	③財務管理・経営分析 （貸借対照表・損益計算書・財務分析・在庫管理・設備，機器等の投資計画と減価償却）			
9	7日（土）	③労務管理 （賃金制度・人事考課・最新の労働法規の傾向・建設的な労使関係の構築等）			
10	8日（日）	②保健医療福祉サービスのマーケティング （マーケティング・ヘルスケアサービスの組織を創造するビジネスの動き等）			
11	14日（土）	①諸外国の保健医療福祉 （WHOの活動とヘルスケア政策等）		①保健医療福祉政策演習 （政策提言演習）	
12	27日（金）	③財務管理・経営分析 （貸借対照表・損益計算書・財務分析・在庫管理・設備，機器等の投資計画と減価償却）			
13	28日（土）	③看護経営の今後のあり方 （訪問看護ステーションの経営・看護師の多方面での起業）			
14	11月4日（土）	①制度・政策に影響を及ぼす看護管理者 （看護の国際化と看護管理者のリーダーシップ等）			

15	10日（金）	③ヘルスケアサービスの経営と質管理・経済性 （経営資源の効率的，効果的運用・医療福祉サービスへの市場原理の導入等）	
16	11日（土）	①保健医療福祉政策演習 （政策提言演習）	
17	17日（金）	④看護経営者論 （シャドーイング実習準備）	②ヘルスケアサービスの創造 （ヘルスケアサービスの構築）
18	18日（土）	④看護事業の開発と起業 （看護事業の開発・ビジネスプラン・起業家論・起業の実際）	
19	19日（日）	①看護制度・政策 （看護制度の変遷と政策・看護政策に関する審議会・看護関係法規と課題等）	
20	24日（金）	②組織デザイン論 （組織デザインと人的資源の配置・組織間ネットワークのデザイン）	
21	25日（土）	①保健医療福祉政策演習 （政策提言演習）	
22〜24	11/17〜12/1 （うち3日間）	④看護経営者論 （実習・シャドーイング）	
25	30日（木）	④管理者の倫理的意思決定 （管理者の倫理的ジレンマ・倫理的感受性等）	
26	6日（水）	⑤統合演習ガイダンス	②組織デザイン論 （組織デザイン）
27	8日（金）	④経営者論 （経営者に必要な能力・経営者に求められる役割・パワーの活用と戦略等）	
28	15日（金）	③人材フローのマネジメント （募集と採用・異動と昇進・定着，離職防止・退職管理等）	
29	17日（日）	②組織デザイン論 （療養環境のデザイン）	
30	18日（月）	④管理者の倫理的意思決定 （管理者の倫理的ジレンマ・倫理的実践を推進するための看護管理等）	
	23日（土）	特別講義　組織分析	
31	1月19日（金）	⑤統合演習	
32	27日（土）	⑤統合演習	
33	10日（土）	⑤統合演習	
	17日（土）	⑤統合演習発表会・閉講式	特別ガイダンス　※任意参加 （CAN認定試験受験について）

※9月1日・12月23日の特別講義と，2月17日の特別ガイダンスは修了要件には含まれません。

解答例

●ケース分析Ⅰ（P.72）

ステップⅠ　SWOT分析

	強み	弱み
内部環境	・地域医療を展開している ・総合的な幅広い医療を展開している ・働きやすい環境の整備をしている	・人材育成が十分でない ・売りとする診療科がない ・交通が不便である ・基幹病院の中間地点である
	機会	脅威
外部環境	・人口の高齢化が進んでいる（人工股関節手術などには追い風） ・地域包括ケアシステムが進んでいる ・AI，ICTなどの情報技術や再生医療の技術が進歩している ・特定行為研修を修了した看護師の活躍が期待されている	・競合病院が建設予定である（患者・職員の流出） ・人口の高齢化により生産年齢人口が減ってきている ・認知症患者が増加している

ステップⅡ　クロスSWOT分析

S（強み）×O（機会）→ 攻め	S（強み）×T（脅威）→ 応用
・地域に貢献してきた実績を生かし，地域医療としてのトータルヘルスケアを売りにする。	・24時間保育を学童まで広げて子育てがしやすい環境を提供し，競合病院の建設による職員の流出に備える。
W（弱み）×O（機会）→ 連携	W（弱み）×T（脅威）→ 逃げ切る
・予防医療としての検診部門を強化し，売りにする。シティホテルとタイアップする。	・人材育成に力を入れ，認定看護師，大学，大学院への資金援助などを行い，魅力ある職場とする。

●ケース分析Ⅱ（P.80）

●設問1

　A病院は，収益性は悪くないものの内部留保は少ない状態であるため，コストリーダーシップ戦略は難しいことになります。したがって，資金を効率良く投資して成果を上げることが必要であり，資金を集中的に投下する集中化戦略が妥当と考えられます。また，競合病院よりも優位性を勝ち取るためには，差別化戦略によって自病院独自のコンピタンスを売りにする戦略が必要です。

　A病院の場合は地域に貢献してきた実績による開業医との連携や24時間保育体制などが強みとなります。

●設問2

　A病院は資金が豊富ではなく，医療業界のシェアも低い状態のため，リーダー，チャレンジャーは無理なようです。仮にフォロワーとして大病院からの患者紹介に頼るとすると，大病院から紹介がなくなった場合は収益が悪化する可能性があります。

　これらのことから，大病院が進出しない予防医学や現在のケアミックスを生かしながら，ニッチャーとして高齢者医療に特化することが戦略としては妥当と考えます。株の格言「人の行く裏山に道あり，花の山」のように，逆張りの発想が必要と考えられます。

●演習問題Ⅰ (P.84)

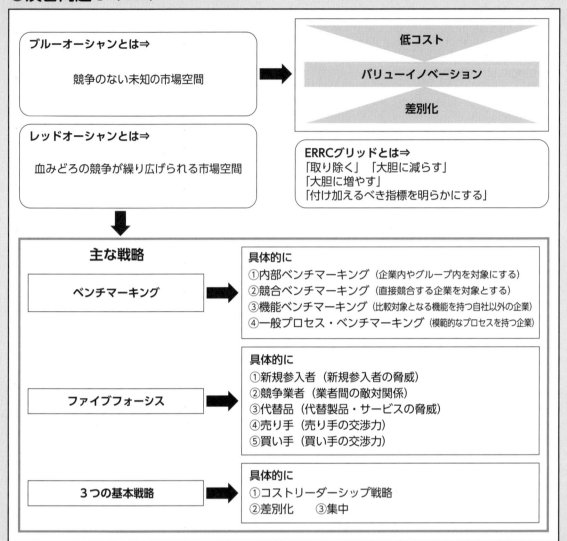

●ケース分析Ⅲ (P.93)

外部環境		
	機会	脅威
市場の動向	・高齢化が進み，高齢者に対しての予防接種の需要が高まっている	・インフルエンザの流行が予測できないので，マスコミ報道などで需要が左右される
顧客のニーズ	・インフルエンザ治療薬の副作用に対する不安から予防接種への関心が高まる	・価格に敏感な地域なので，低価格で接種が受けられる病院に希望者が流出する可能性が大きい
競合他社の動向	・インフルエンザ予防接種への関心は低い ・全体の収益に比べて利益が少ないため，大病院にとっては魅力的でない医療サービスである	・競合病院は自院よりも低価格にする可能性がある

内部環境

	強み	弱み
医療サービス	電子化により会計が迅速である	健診部のアメニティが充実していない
販路	老人福祉施設とのネットワークがある	健診部は企画力が弱い

具体的戦略策定

病院の方針
- 健診部門の成長率アップ
- 地域におけるインフルエンザ予防接種のシェア拡大
- 目標は，利益400万円，件数4,000件

↓

KFS（成功要因）
- 価格戦略
- 需要の掘り起こし（治療薬の副作用に過敏な層への顧客開拓，仕事などで時間がない人への対応）

↓

セグメンテーション
エリア

↓

ターゲット
高齢者，受験生，帰宅途中の会社員，親子

ポジショニング戦略

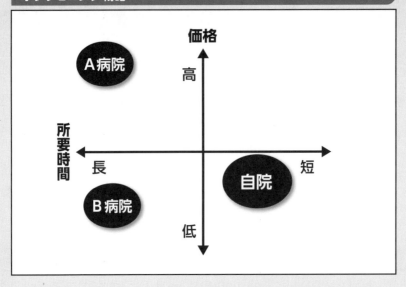

マーケティング・ミックス戦略

製品戦略（Product）

- インフルエンザ予防接種の所要時間の短縮
- ベネフィットは時間の有効活用

価格戦略（Price）

- 高いと感じない価格設定
- 1本当たりの価格は【固定費＋変動費＋目標利益】
  ÷4,000件（目標件数）で算定

流通戦略（Place）＋プロモーション戦略（Promotion）

- 施設や学校など団体の顧客開拓
- ポスターなどを使った広報活動
- 健康相談会，看護デーなどでのイベントを通じてアピール
- 顧客特典の掲示（学生割引，親子パック割引など）

● 演習問題 II (P.98)

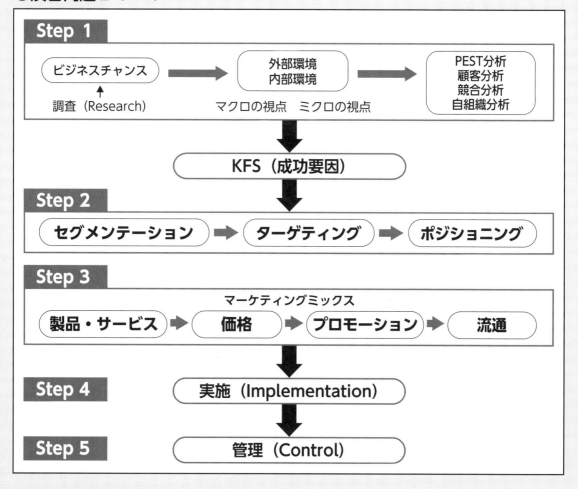

● 自己評価：意志力 (P.209)

1. 人間関係がうまくいかず，イライラしてチョコレートを1箱食べてしまった。
2. 今は，チョコレートぐらい食べてもいいだろう。論文を書くためには，ブドウ糖がいるのだから。
3. 意志力が不足していたから，チョコレートの誘惑に負けてしまった。
4. 仕事をしたくないという自分の意思力をコントロールして，無事監査を乗り切ることができた。
5. 看護部長室のデスクの書類整理
6. 考えたことをすぐに実行してしまうこと。
7. 思ったことをすぐに口に出してしまうこと。
8. 冷静沈着，トラブルに翻弄されない自分
9. 短気，用心深くない慎重でない性格

著者略歴

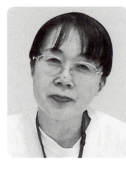

佐藤美香子

医療法人三和会 **東鷲宮病院** 看護部長
産業能率大学 兼任教員
日本保健医療大学 非常勤講師【看護管理】
Ph.D./MBA/MSN/認定看護管理者

1981年3月国立弘前病院看護学校卒業。1981年4月国立国際医療センター勤務。1992年聖光会グループ入職。2005年看護部長昇格。2012年東鷲宮病院看護部長，現在に至る。2006年3月産業能率大学大学院経営情報研究科MBAコース卒業。2010年3月国際医療福祉大学大学院保健医療学研究科看護学分野看護管理・開発領域卒業。2010年6月認定看護管理者資格取得。2014年3月博士取得（医療福祉経営学）。各認定看護管理教育課程研修講師（東京都・滋賀県看護協会，埼玉医科大学，国際医療福祉大学看護生涯学習センター，上尾中央医科グループ協議会キャリアサポートセンターほか）。

● **事例提供協力者（第5章）**〈掲載順〉

泉山由美子	平塚共済病院	訪問看護ステーションさくら 所長
熊谷和夫	JA長野厚生連 下伊那厚生病院 副看護部長	
粕川由貴子	桐生厚生総合病院 副看護部長	
小坂晶巳	相澤病院 副院長・看護部部長	
安田友惠	亀田総合病院 教育担当副部長	

● **資料提供協力施設（第8章）**

一般社団法人上尾中央医科グループ協議会 キャリアサポートセンター

柳谷良子　前・センター長（前・看護局長）
長澤明子　副センター長

看護マネジャー 意思決定フレームワーク

2018年4月28日 発行　第1版第1刷

著者：佐藤美香子©
　　　（さとうみかこ）

企　画：日総研グループ
代　表　岸田良平
発行所：日総研出版

本部　〒451-0051 名古屋市西区則武新町3-7-15（日総研ビル）　☎ (052)569-5628　FAX (052)561-1218

日総研お客様センター　電話 0120-057671　FAX 0120-052690　名古屋市中村区則武本通1-38　日総研グループ縁ビル 〒453-0017

札幌	☎ (011)272-1821　FAX (011)272-1822　〒060-0001 札幌市中央区北1条西3-2（井門札幌ビル）	広島	☎ (082)227-5668　FAX (082)227-1691　〒730-0013 広島市中区八丁堀1-23-215
仙台	☎ (022)261-7660　FAX (022)261-7661　〒984-0816 仙台市若林区河原町1-5-15-1502	福岡	☎ (092)414-9311　FAX (092)414-9313　〒812-0011 福岡市博多区博多駅前2-20-15（第7岡部ビル）
東京	☎ (03)5281-3721　FAX (03)5281-3675　〒101-0062 東京都千代田区神田駿河台2-1-47（廣瀬お茶の水ビル）	編集	☎ (052)569-5665　FAX (052)569-5686　〒451-0051 名古屋市西区則武新町3-7-15（日総研ビル）
名古屋	☎ (052)569-5628　FAX (052)561-1218　〒451-0051 名古屋市西区則武新町3-7-15（日総研ビル）	商品センター	☎ (052)443-7368　FAX (052)443-7621　〒490-1112 愛知県あま市上萱津大門100
大阪	☎ (06)6262-3215　FAX (06)6262-3218　〒541-8580 大阪市中央区安土町3-3-9（田村駒ビル）		この本に関するご意見は，ホームページまたはEメールでお寄せください。E-mail cs@nissoken.com

・乱丁・落丁はお取り替えいたします。本書の無断複写複製（コピー）やデータベース化は著作権・出版権の侵害となります。
・この本に関する訂正等はホームページをご覧ください。www.nissoken.com/sgh

研修会・出版の最新情報は
www.nissoken.com

日総研　検索

佐藤美香子氏の書籍

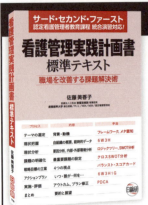

サード・セカンド・ファースト
認定看護管理者教育課程 統合演習対応!

看護管理実践計画書 標準テキスト
職場を改善する課題解決術

佐藤美香子

増刷出来
B5判 2色刷240頁
定価 3,300円+税
(商品番号 601780)

看護管理実践計画書の全体像と作成の仕方をマスター!

職場の現状把握、改善計画立案に!

主な内容
・看護管理実践計画書の概要
・課題解決のプロセスをイメージする
・真の問題を発見し,論理的に思考する
・問題発見力を強化する
・ロジカルシンキングを理解する
・看護管理実践計画書の考え方
・環境分析と課題の明確化
・バランスト・スコアカード(BSC) ほか

ロジカル思考の達人になる!
信頼されるリーダーの職場改善術

課題解決力を身につけ,自信が持てる!

主な内容
・認定看護管理者教育課程 ファーストレベル入門編
・ある日私は主任になった。私は何をする人?
・ヒトを束ねるリーダーの心の鍛え方
・論理的思考(ロジカルシンキング)の達人になる
・実践編 手術看護管理事例 ほか

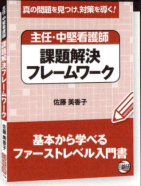

真の問題を見つけ,対策を導く!

主任・中堅看護師 課題解決フレームワーク

佐藤 美香子

基本から学べるファーストレベル入門書

B5判 2色刷 216頁
定価 3,000円+税
(商品番号 601828)

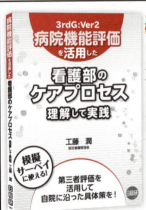

3rdG:Ver2 病院機能評価を活用した 看護部のケアプロセス 理解して実践

工藤 潤
認定看護管理者

模擬サーベイに使える!
第三者評価を活用して自院に沿った具体策を!

最新刊
B5判 184頁
定価 3,200円+税
(商品番号 601851)

どのように準備すればよいか確認できるチェックリスト付き!

ケアプロセスに沿ってスタッフに自信をもって説明・指導できる!

〈著者〉**工藤 潤**
八潮中央総合病院 看護部長
認定看護管理者

主な内容
・病院機能評価に向けて
・ケアプロセス調査に必要な領域の整備
・病棟概要確認
・ケアプロセス調査の理解と症例トレースの選択
・外来の部署訪問 ほか

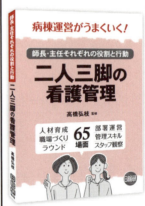

病棟運営がうまくいく!
師長・主任それぞれの役割と行動

二人三脚の看護管理

髙橋弘枝 監修

人材育成 職場づくり ラウンド 65場面 部署運営 管理スキル スタッフ観察

新刊
B5判 2色刷 232頁
定価 3,300円+税
(商品番号 601848)

意外と知らない、教科書に書いてない、

管理業務のポイント解説と師長と主任の行動例

〈監修〉**髙橋弘枝**
大阪府看護協会 会長

主な内容
師長・主任の役割行動スキル
・管理者としてのビジョン
・病棟管理における師長の役割と責任 ほか
病棟運営とマネジメント
・SWOT/クロス分析による現状分析と目標設定 ほか

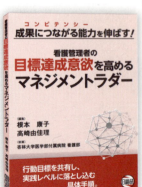

コンピテンシー 成果につながる能力を伸ばす!

看護管理者の目標達成意欲を高めるマネジメントラダー

〈編集〉根本 康子 髙崎由佳理
〈執筆〉杏林大学医学部付属病院 看護部

行動目標を共有し、実践レベルに落とし込む具体手順。

B5判 168頁
定価 2,778円+税
(商品番号 601843)

看護管理者(主任・師長・部長職)の役割・行動目標の見直しに役立つ!

コンピテンシー活用による主任・師長育成法!

〈編集〉**根本康子**
佼成病院 看護部長

髙崎由佳理
杏林大学医学部付属病院 副看護部長

〈著者〉**杏林大学医学部付属病院 看護部**

主な内容
・コンピテンシー評価・活用のための基礎知識
・ラダー構築のプロセス ほか

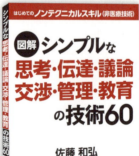

はじめてのノンテクニカルスキル(非医療技術)

図解 シンプルな 思考・伝達・議論 交渉・管理・教育 の技術60

佐藤 和弘
メディカルアートディレクター

増刷出来
B5判 2色刷 136頁
定価 2,500円+税
(商品番号 601731)

短時間で読める、実務に使えるノンテクニカルスキルのベーシックテキスト

1つのテーマが見開きで完結。

佐藤和弘
メディカルアートディレクター

主な内容
医療に必要な6つのノンテクニカルスキル(非医療技術)
【思考技術】論理の基本 ほか
【伝達技術】伝達の基本 ほか
【議論技術】議論を効率化させるファシリテーション技術 ほか
【交渉技術】交渉の基本 ほか
【管理技術】リーダーシップとは何か? ほか
【教育技術】教育設計の全体像 5W1H フレームワーク ほか

 日総研 詳しくはスマホ・PCから

商品番号
日総研 601731 検索

電話 0120-054977
FAX 0120-052690 (無料)